Sandra Miriam Schneider

ACHTSAMES *Schreiben*

WIE SIE KLARHEIT UND
GELASSENHEIT GEWINNEN

Dudenverlag
Berlin

Für Jürgen.

Den achtsamsten Menschen,
den ich kenne.

INHALT

EXPERIMENTE

DIE FÜNF DIMENSIONEN *DES ACHTSAMEN SCHREIBENS*

APFELKERN UND ACHTSAMKEIT

Während ich diese Zeilen tippe, sitze ich an meinem Schreibtisch aus dunkelbraunem indonesischem Teakholz. Die Sonne scheint an diesem milden Septemberabend warm durch die geöffnete Terrassentür. Sie beleuchtet die Maserung des Holzes und einen kleinen tomatenroten Unterteller aus Porzellan, auf dem ein halbierter Braeburn-Apfel liegt. Sein süßherber Geschmack erinnert mich an meine badische Heimat mit ihren sanften Hügeln und kleinen knorrigen Apfelbäumen. Ich betrachte das aufgeschnittene Kerngehäuse, das mir wie das Herz des Apfels vorkommt. Ein Herz mit mehreren Kammern.

In einem Interview hat Jon Kabat-Zinn[1] einen wundervollen Satz gesagt: *»Das Herz der Achtsamkeit ist die Entdeckung und Kultivierung der Verbundenheit mit dem, was das Beste und Tiefste in uns ist.«*[2]

Dieses Zitat berührt mich immer wieder, denn es bringt meines Erachtens zum Ausdruck, worum es bei Achtsamkeit letztlich geht: um Verbundenheit. Verbundenheit mit der Welt, mit anderen Menschen, mit uns selbst und mit dem gegenwärtigen Augenblick, der all das enthält. Dasselbe gilt für Achtsames Schreiben.

Seit jeher verfügen Menschen über achtsame Fähigkeiten. Fähigkeiten, die auch beim Schreiben zum Ausdruck kommen. Lange bevor Achtsamkeit Trend wurde und lange, bevor der Begriff des Achtsamen Schreibens aufkam. Dieser Begriff wird in der Seminarpraxis häufig eindimensional verwendet, beispielsweise als Synonym für meditatives Schreiben. Oder es werden Übungen des Achtsamen Schreibens ausschließlich funktionalisiert: um Lebensziele zu definieren, im Kontext Work-Life-Balance oder im Kreativitätszusammenhang, wenn es darum geht, neue Ideen zu entwickeln. All dies sind wertvolle Aspekte. Sie greifen allerdings meines Erachtens viel zu kurz.

Wenn Kabat-Zinn vom Besten und Tiefsten in uns spricht, dann ist dies weder abgehoben noch naiv oder in irgendeiner Weise esoterisch. Das Beste und Tiefste in uns ist das, was unser Wesen prägt und somit auch unser Schreiben. Es ist der Kern, in dem all unsere Wortschätze und inneren Bilder, unser individueller Stil und unsere roten Themenfäden enthalten sind.

Dieses Buch möchte Sie mit diesem Kern verbinden und Achtsamkeit für Sie fruchtbar machen, indem Sie nach und nach größere Klarheit und Gelassenheit für Ihr Schreiben gewinnen. Sie können die Kapitel unabhängig voneinander und in beliebiger Reihenfolge lesen. Wählen Sie auch die Übungen und Experimente nach Herzenslust aus und nehmen Sie sich die Freiheit, diese an Ihre individuellen Bedürfnisse anzupassen. Vielleicht mögen Sie die Experimente allein durchführen, zu zweit oder in einer Gruppe.

DAS ACHTSAMKEITSJOURNAL

Für die Zeit, in der Sie mit diesem Buch arbeiten, möchte ich Ihnen außerdem zwei Dinge ans Herz legen: Schenken Sie sich genügend Zeit, um sich mit den Experimenten in aller Ruhe vertraut zu machen. Praktizieren Sie diese idealerweise über einen längeren Zeitraum, damit sich deren Wirkung entfalten kann.

Und führen Sie ein Achtsamkeitsjournal. Diese Kombination aus Arbeits- und Tagebuch bietet Ihnen eine gute Möglichkeit, um mit sich im Dialog zu sein und um festzuhalten, was in Ihrem Inneren passiert und welche Auswirkung dies auf Ihre äußeren Lebens- und Schreibumstände hat. Notieren Sie Ihre Erfahrungen und Erkenntnisse ebenso wie Fragen, die vielleicht auftauchen. Auf diese Weise können Sie auch im Nachhinein Ihre Entwicklung nachvollziehen. Ganz unabhängig davon, ob Schreiben Ihr Beruf ist oder ob Sie mit dem Schreiben erst beginnen wollen. Und auch unabhängig davon, ob Achtsamkeitspraxis für Sie Neuland ist oder ob Sie damit bereits vertraut sind.

Ich habe dieses Buch auf der Grundlage meiner langjährigen Erfahrung als systemischer Schreibcoach und als Dozentin für literarisches, kreatives und achtsames Schreiben geschrieben. Und aus der tiefen Überzeugung heraus, dass bewusst praktizierte, gezielt eingesetzte und sensibel reflektierte Achtsamkeit das eigene Schreiben auf fundamentale Weise intensivieren und weiterentwickeln kann. Mit diesem Buch möchte ich Ihnen diese Erfahrung zugänglich machen und Sie auf Ihrem Weg ein kleines Stück begleiten.

DIE FÜNF DIMENSIONEN DES ACHTSAMEN SCHREIBENS

Achtsamkeit ist keine einzelne Eigenschaft und auch keine bestimmte Verhaltensweise. Achtsamkeit ist vielmehr eine Grundhaltung, die verschiedene Eigenschaften und Verhaltensweisen beinhaltet, die sich gegenseitig bedingen und fördern. In Bezug auf die Welt des Schreibens gibt es meines Erachtens fünf achtsame Qualitäten, die besonders bedeutsam sind. Ich nenne sie die fünf Dimensionen des Achtsamen Schreibens: Gegenwärtigkeit, Nicht-Bewerten, Nicht-Identifikation, Anfangsgeist und Selbstmitgefühl. Fünf Dimensionen wie die fünf Kammern im Kerngehäuse eines Apfels. Im Verlauf des Buches werden Sie diesen Dimensionen immer wieder in unterschiedlichen Facetten begegnen.

DIE ERSTE DIMENSION: GEGENWÄRTIGKEIT

Die Gedanken sind frei. Manchmal so frei, dass sie tun und lassen, was sie wollen. *Monkey mind* nennt man das im Kontext der Achtsamkeit. Dieser Affengeist ist natürlich auch aktiv, wenn wir schreiben. Stellen Sie sich kleine Affen vor, die auf unserer Schulter sitzen und gegen die Tippgeräusche ankreischen, während wir auf den Bildschirm vor uns starren und versuchen, uns auf unser Schreiben zu konzentrieren. Die

Affen ermahnen uns, auf keinen Fall zu vergessen, die Unterlagen für den morgigen Termin zusammenzustellen, die Geburtstags-SMS noch vor Mitternacht zu schreiben und wenigstens die allerwichtigsten Mails zu beantworten. Sie rufen uns immer wieder dieses seltsame Gespräch mit unserem Nachbarn in Erinnerung, spekulieren, ob am Wochenende Grillwetter sein wird, wenn unser Besuch kommt, und wollen uns dazu überreden, ein Stück von diesem wunderbaren Gruyère aus dem Kühlschrank zu holen.

All diese Gedanken bestimmen unsere Gegenwart, aber sie beziehen sich nicht auf den gegenwärtigen Moment unseres Schreibens. Vielmehr beschäftigen sich die Affen mit unserer Vergangenheit oder unserer vorgestellten Zukunft. Es passiert nur allzu leicht, dass wir den Ausflügen in die Vergangenheit und Zukunft größere Aufmerksamkeit schenken als dem, woran wir in diesem Augenblick gerade schreiben. Das ist energiezehrend und macht Schreiben unnötig mühsam.

»Wenn du trinkst, trinke, wenn du gehst, gehe.«
(Zen-Weisheit)

Und wenn du schreibst, schreibe.

Gegenwärtigkeit ist die zentrale Dimension der Achtsamkeit. Im Seinsmodus der Achtsamkeit lenken wir unsere Aufmerksamkeit bewusst auf den gegenwärtigen Moment. Im Fluss des Erlebens nehmen wir unsere Gedanken, Gefühle und Empfindungen wahr. Wir versuchen nicht, das vielstimmige Affengeschrei zu ignorieren, oder hoffen nicht, dass wir uns daran gewöhnen werden, sondern wir nehmen es wahr und entscheiden dann, welchem dieser Gedanken wir möglicherweise folgen wollen. Das tun wir bewusst und wenden uns anschließend wieder unserem Schreiben zu. Auf diese Weise muss unser Gehirn nicht gleichzeitig mit mehreren Themenbällen jonglieren. Je geübter wir in der bewussten Lenkung unserer Gedanken sind, desto leichter wird aus diesem anstrengenden Multitasking ein wesentlich entspannteres Monotasking. Unsere Gedanken sind dann tatsächlich frei. Und zwar nicht, weil sie tun und lassen können, was sie wollen, und uns auf der Schulter herumtanzen, sondern weil sie sich dem zuwenden, wofür wir uns in Freiheit entschieden haben: unserem Schreiben.

DER KÖRPER SCHREIBT MIT

Achtsame Gegenwärtigkeit bedeutet auch, uns während des Schreibens unseres Körpers bewusst zu sein. Denn auch wenn Schreiben primär eine geistige Arbeit ist, so nimmt unser Körper doch Einfluss auf das, was und wie wir schreiben, ob wir wollen oder nicht. Das Koffein von drei Espressi beeinflusst unsere Fantasie anders als ein stechender linksseitiger Kopfschmerz. Und in großer Müdigkeit am Abend entwickelt sich eine Szene anders als am Morgen nach einer Walkingrunde mit anschließender Dusche.

Bewusst Kontakt zu unserem Körper aufzunehmen kann besonders dann hilfreich sein, wenn wir sehr intensiv in geistige Welten »abdriften« und es uns schwerfällt, daraus wiederaufzutauchen. Weil wir zum Abendessen gerufen werden zum Beispiel. Denn ganz unabhängig davon, wie sehr wir uns auf das Essen freuen, sind wir innerlich vermutlich immer noch mit dem Text beschäftigt, an dem wir gerade geschrieben haben.

Die achtsame Fähigkeit, die Empfindungen unseres Körpers wahrzunehmen, kann uns in einer solchen Situation als eine Art Übergangsritual dienen. Unser Körper ist dann wie ein Tor, durch das wir aus unserer inneren geistigen Welt wieder zurück in den äußeren Raum zurückkehren. Wir spüren den Stuhl, auf dem wir sitzen, bemerken die leichte Schärfe des mittlerweile fast kalt gewordenen Ingwertees und hören das Lachen unseres Kindes in der Küche. So lenken wir unsere Aufmerksamkeit von der Innenwelt zurück in die Außenwelt und sind wesentlich präsenter, wenn wir die Küche betreten und unser Kind in den Arm nehmen.

Ein Ziel von Gegenwärtigkeit ist es, unsere Aufmerksamkeit bewusst und souverän auf das Innen oder das Außen lenken zu können. Je mehr wir in Gegenwärtigkeit trainiert sind, desto besser können wir uns auf das Schreiben selbst konzentrieren und umso leichter fällt uns das Ein- und Auftauchen.

WAS GEGENWÄRTIGKEIT NICHT BEDEUTET

Gegenwärtigkeit bedeutet hingegen nicht, dass wir unsere Schreiberfahrungen der Vergangenheit ignorieren sollen, kein Schreibziel haben dürfen oder uns motivierende Zukunftsszenarien verbieten sollen.

Gegenwärtigkeit bedeutet vielmehr, unsere Erfahrungen bewusst zu reflektieren, um sie für die Gegenwart unseres Schreibens fruchtbar zu machen. Es bedeutet, unsere Schreibziele und Motivationen auf aktuelle Stimmigkeit zu überprüfen, damit sie ihre Kraft entfalten können. Denn natürlich ist die Vorfreude auf Tag X wunderbar, wenn wir diese verflixte Erzählung endlich zu Ende geschrieben haben werden und wir dies mit unserer Schreibgruppe bei Tapas und einem besonderen Rioja (denn unsere Geschichte spielt in Spanien) feiern werden.

STOP AND FLOW

Abschweifende Gedanken in die Vergangenheit und in die Zukunft können außerdem Ursache für ernst zu nehmende Schreibhemmungen sein. Erinnerungen an schlechte Aufsatznoten beispielsweise, kritische oder ironische Bemerkungen, die sich in unserem Kopf festgebissen haben, bis hin zu Ablehnungsmails von Agenturen oder Verlagen. Dazu kommt möglicherweise noch eine Vorstellung, die sich im Laufe der Zeit immer weiter verfestigt hat: die Vorstellung, unseren eigenen sowie fremden Ansprüchen auch in der Zukunft niemals gerecht werden zu können.

Aus diesen Schreibhemmungen kann sich eine manifeste Schreibblockade entwickeln. Die achtsame Fähigkeit der Gegenwärtigkeit wirkt prophylaktisch, indem sie uns darin unterstützt, diese Gedankenschleifen und destruktiv wirkenden Bewertungen wahrzunehmen, anzunehmen und anschließend loszulassen. Wir schreiben immer im Hier und Jetzt. Ganz unabhängig davon, wie die Erfahrungen der Vergangenheit uns geprägt haben, und unabhängig davon, welche Erfahrungen wir in der Zukunft machen werden.

Das Gegenteil einer Blockade ist Flow. »*Ich bin gerade gut im Flow*«, sagen manche Schreibende, wenn sie gut vorankommen. Dies hat allerdings noch nichts mit dem eigentlichen Zustand des Flow zu tun, wie ihn Mihály Csíkszentmihályi beschrieben hat.[3] Als Zustand völliger Vertiefung, in dem sich Überforderung und Unterforderung, Spannung und Entspannung in idealer Balance befinden. Im Zustand des Flow gehen wir völlig in unserem Schreiben auf und sind gleichzeitig ganz bei uns. Das reale Zeitempfinden löst sich auf und wir sind auf besonders intensive Weise mit dem Hier und Jetzt des Augenblicks verbunden – ohne Gedanken an Vergangenheit oder Zukunft. Flow lässt sich nicht auf Kommando herbeirufen. Die achtsame Haltung der Gegenwärtigkeit jedoch ist ein fruchtbarer Boden für diese besondere Erfahrung.

DIE ZWEITE DIMENSION: NICHT-BEWERTEN

Achtsamkeit ist Aufmerksamkeit ohne Urteil. Entsprechend bedeutet Nicht-Bewerten, dass wir unsere Gedanken, Gefühle und Empfindungen zwar wahrnehmen, sie aber nicht beurteilen und sie auch nicht anders haben wollen. Was bedeutet das konkret für unser Schreiben?

Nehmen wir ein Beispiel. Stellen Sie sich vor, es ist Dienstagabend kurz vor 23 Uhr und Sie haben soeben die erste Fassung einer Kurzgeschichte beendet. Und während die 34 Seiten Ihrer Geschichte eine nach der anderen aus dem Drucker quellen, beginnen Ihre Gedanken zu bewerten. Vielleicht gehören Sie zu den Menschen, die dazu neigen, ihren Texten direkt nach der Fertigstellung besonders kritisch gegenüberzustehen und die Freude, die sie während des Schreibens empfunden haben, zu relativieren und zunichte zu machen. Oder Sie sind im Gegenteil nach Beendigung eines Textes vollkommen begeistert und davon überzeugt, dass diese erste Fassung bereits die Endfassung sein wird. Beide Reaktionen haben etwas gemeinsam: Es handelt sich um Automatismen, die unabhängig von der tatsächlichen literarischen Qualität der jeweiligen Geschichte ablaufen. Sie sind Beispiele dafür, dass unsere Reaktionen oftmals reflexartig passieren und dabei bestimmten Mustern folgen. Im Achtsamkeitskontext spricht man dabei von sogenannten Reiz-Reaktions-Mustern. In unserem Fall ist der Reiz die Fertigstellung des Textes und die reflexhafte Reaktion ist unsere vernichtende Selbstkritik oder überschwängliche Begeisterung.

BEOBACHTUNGEN AUS DEM INNEREN

Um nicht in diesen Automatismus zu verfallen, fördert die Achtsamkeitspraxis einen Bewusstseinszustand, der als »innerer Beobachter« oder »innere Beobachterin« bezeichnet wird.

Dies bedeutet, dass wir ganz bewusst unterscheiden zwischen der Instanz, die beobachtet, und dem, was beobachtet wird, zum Beispiel unsere Gedanken, Gefühle und Empfindungen. Diese Haltung hat nichts mit Selbstkontrolle zu tun, sondern sie unterstützt vielmehr das Gewahrsein darüber, was im Hier und Jetzt des Augenblicks passiert. Auf diese Weise gelingt es uns leichter, uns nicht automatisch mit dem zu identifizieren, was wir wahrnehmen, also beispielsweise der äußerst kritischen Stimme direkt nach Beendigung unserer Geschichte. Es ist wichtig zu erkennen, dass sich unsere Einschätzungen im Laufe der Zeit ändern können, obwohl die Geschichte dieselbe bleibt.

Wenn es uns also gelingt, den Text, den wir soeben beendet haben, erst einmal ruhen und auf uns wirken zu lassen, um ihn dann in seiner spezifischen Qualität zu begreifen, statt in Bewertungsautomatismen zu verfallen, können wir wesentlich besser entscheiden, ob es sinnvoll ist, an unserem Text weiterzuarbeiten, und wenn ja, in welche Richtung. Der Autopilot-Modus wandelt sich auf diese Weise in reflektiertes Handeln. Dies trägt insgesamt zu einer gelasseneren Schreibhaltung bei. Und wir trainieren außerdem unsere literarische Analysefähigkeit.

BESONDERE FÄRBUNGEN

Zurück zum Drucker, der monoton vor sich hin brummt und gerade Seite 27 Ihrer Geschichte ausspuckt.

Die Fähigkeit des Nicht-Bewertens greift nicht nur in Bezug auf unsere Gedanken, sondern natürlich auch in Bezug auf unsere Gefühle. Der Moment der Fertigstellung einer Geschichte kann hochemotional sein. Vielleicht fühlen Sie sich euphorisch, vielleicht melancholisch, erschöpft, benebelt oder spüren so etwas wie sanftes Glück. Nicht-Bewerten bedeutet, dass Sie Ihre Gefühle wahrnehmen, sie aber nicht als gut oder schlecht bewerten. So können Sie etwa Ihre Melancholie akzeptieren, auch wenn dieses Gefühl im Zusammenhang mit Schreiben für Sie zum ersten Mal auftaucht und Sie überrascht darüber sind. Und auch, wenn Sie sich eigentlich lieber euphorisch fühlen würden.

Statt der Kategorien »richtig und falsch« oder »gut und schlecht« nehmen wir die spezifischen Gefühlsqualitäten, auch Färbungen genannt, wahr und akzeptieren sie so, wie sie sind. Was immer gerade ist, darf genau so sein.

Akzeptanz bedeutet allerdings nicht – und hierin liegt ein häufiges Missverständnis von Achtsamkeit –, an den Umständen insgesamt, in unserem Fall also an unseren Schreibumständen, grundsätzlich nichts verändern zu wollen. Akzeptanz bedeutet vielmehr, den Zustand, der im Moment gerade ist, voll und ganz anzunehmen, um dann bewusst zu entscheiden, ob wir etwas verändern wollen oder nicht.

Bleiben wir also kurz bei der Vorstellung, dass Sie überrascht sind, weil Sie sich melancholisch fühlen, anstatt euphorisch zu sein. Wenn Sie dieses Gefühl bewusst wahrnehmen und es akzeptieren, wird Ihnen vermutlich klar, was dessen Ursprung ist: möglicherweise die Tatsache, dass Sie in den kommenden Wochen keine Zeit zum Schreiben haben werden, obwohl Sie erkannt haben, wie wichtig Ihnen regelmäßiges Schreiben mittlerweile geworden ist. Aus dieser Erkenntnis heraus können Sie, wenn Sie wollen, eine bewusste Entscheidung treffen, etwa ab sofort sonntagabends 90 Minuten lang zu schreiben, statt den TV-Krimi zu sehen, oder zweimal pro Woche früher aufzustehen, um noch vor der Arbeit zu schreiben. Akzeptanz ist somit eine wesentliche Voraussetzung für

Veränderung und für zielgerichtetes Handeln. Und das gilt natürlich auch für Nicht-Handeln. Denn auch die Entscheidung, nicht zu handeln, ist eine bewusste Entscheidung.

ORTE DER FREIHEIT

Die achtsame Fähigkeit des Nicht-Bewertens befreit uns außerdem aus eindimensionalem Schwarz-Weiß-Denken. So brauchen wir nicht in den Chor der Literaturkritiker und -kritikerinnen einzustimmen, die behaupten zu wissen, was »gute« und was »schlechte« Literatur sei. Und wir müssen uns auch nicht nach ungeschriebenen Gesetzen richten, die besagen, dass viele Adjektive in einem Text grundsätzlich schlecht sind oder dass man zuerst die Form beherrschen müsse, um sich anschließend darüber hinwegsetzen zu dürfen. Stattdessen können wir selbst entscheiden, welchen Regeln und Konventionen wir folgen wollen und welchen nicht, weil wir spüren, dass sie die Entwicklung unseres Schreibens einengen würden.

Die Fähigkeit des Nicht-Bewertens bedeutet selbstverständlich nicht, dass wir keine eigene Meinung haben sollen. Tatsächlich ist es ein besonderes Vergnügen, mit Gleichgesinnten über unterschiedliche Sichtweisen zu diskutieren, verschiedene Perspektiven einzunehmen, sich an klugen Interpretationen zu erfreuen und gleichzeitig zu wissen, dass es gegenteilige Interpretationen gibt, die ebenso klug sind. Solche Gespräche können ausgesprochen inspirierend sein. Unabhängig davon, ob sie bei Veranstaltungen in Buchhandlungen stattfinden oder im Rahmen privater Literaturzirkel. Ein solcher Ort verwandelt sich durch das Geschenk des Nicht-Bewertens in einen Ort achtsamer Freiheit. Einen Ort, den bereits Dschalal ad-Din ar-Rumi, einer der bedeutendsten persischen Dichter des Mittelalters, vor seinem inneren Auge sah:

»Jenseits von richtig und falsch liegt ein Ort.
Dort treffen wir uns.«

DIE DRITTE DIMENSION: NICHT-IDENTIFIKATION

Es gibt ein landläufiges Sprichwort: *»Diesen Schuh muss ich mir nicht anziehen.«* Genau das ist mit Nicht-Identifikation gemeint. Was aber genau ist der Schuh?

Der Schuh kann beispielsweise Kritik von außen sein, die Sie nicht persönlich nehmen und mit der Sie sich nicht identifizieren müssen. Denn Sie *sind* nicht Ihre Geschichte, Sie haben sie lediglich geschrieben.
Der Schuh kann die Prämisse sein, unter die Sie Ihren zukünftigen Roman stellen wollen, sagen wir *»Liebe heilt alle Wunden«.* Sie können diese Haltung jederzeit für Ihren Roman wählen, wenn Sie dies literarisch reizvoll finden, und zwar ganz unabhängig davon, welche Erfahrungen Sie in Ihrem privaten Leben gemacht haben. Der Schuh kann Ihre Protagonistin sein, mit der Sie sich nicht identifizieren müssen. Sie dürfen diese Figur so moralisch verwerflich handeln lassen, wie Sie wollen, und zwar ohne jegliche Gewissensbisse oder das Gefühl, sich irgendwie dafür rechtfertigen zu müssen. Auch wenn es Leserinnen und Leser geben wird, die sich fragen, ob diese Figur vielleicht einen Persönlichkeitsanteil von Ihnen selbst darstellt. Der Schuh kann eine ganze Schuhsammlung an Erzählstimmen sein, aus denen Sie wählen können. Und der Schuh kann eine autobiografische Erzählung sein.

Das Genre der Autobiografie ist besonders faszinierend im Zusammenhang mit dem Aspekt der Nicht-Identifikation, denn viele Schreibende gehen zunächst davon aus, dass sie identisch sind mit der Ich-Erzählerin, dem Ich-Erzähler. Zu verstehen, dass diese Erzählfigur immer eine fiktionale und konstruierte ist, ist entscheidend, denn nur dann kann diese bewusst gestaltet werden. Und nur dann können auch die Möglichkeiten einer sehr populären zeitgenössischen autobiografischen Schreibweise genutzt werden: der sogenannten Autofiktion. Autofiktion fühlt sich keiner biografischen »Wahrheit« verpflichtet. Sie kombiniert Realität und Fiktion miteinander und kommt dadurch letztlich der »Wahrheit« möglicherweise sogar näher.

Geschenkte Freiheit

Gerade bei der Planung längerer Geschichten, bei denen handwerkliche Aspekte und strategisches Denken eine entscheidende Rolle spielen, kann Ihnen die achtsame Fähigkeit der Nicht-Identifikation von großem Nutzen sein. Je souveräner Sie mit dieser Fähigkeit schreiben, desto größer ist die Bandbreite der fiktionalen Weltentwürfe, aus denen Sie wählen können. Und es ist wohl nicht übertrieben zu behaupten, dass uns diese Fähigkeit im wahrsten Sinn des Wortes alle literarische Freiheit der Welt schenkt. Diese literarische Freiheit steht in enger Verbindung mit einem tiefen Verständnis für das Naturgesetz des Wandels, das auch im Achtsamkeitskontext wesentliche Bedeutung hat. Alles ist im Wandel. Unsere Schreibpersönlichkeit und unsere literarischen Vorlieben, unser Stil und unser Schreibprozess. Nicht-Identifikation hilft uns dabei, uns diesem Wandel anzuvertrauen und ein Gefühl dafür zu entwickeln, dass wir uns dadurch nicht verlieren, sondern uns im Gegenteil immer mehr finden können.

Die vierte Dimension: Anfangsgeist

Anfangsgeist bedeutet, die Dinge so zu betrachten, als ob wir sie zum ersten Mal sehen, mit vorurteilsfreiem Blick. Dieser Blick, der vollkommen unabhängig davon ist, ob wir viel oder wenig Schreiberfahrung haben und ob wir jung oder alt sind, wird häufig mit der Neugier eines Kindes verglichen. Aus Bauklötzchen einen Turm zu bauen und ihn mit Freude umzuwerfen, um gleich darauf aus denselben Bauklötzchen einen ganz anderen Turm zu bauen, ist mit der Haltung vergleichbar, aus der heraus wir einzelne Szenen zu einem Plot zusammenbauen, um sie anschließend mit Freude wieder auseinanderzunehmen und gleich darauf wieder neu zusammenzusetzen. Nicht, weil wir uns vor einer Entscheidung drücken wollen, sondern weil wir wissen, dass unser erster Plot-Turm nicht der einzig mögliche und vermutlich auch nicht der bestmögliche ist.

Und auch das ist Anfangsgeist: unser nie versiegendes Interesse an der Welt in uns und um uns herum – der Ursprung unserer Fantasie und Kreativität. Diese Dimension des Achtsamen Schreibens bewahrt uns vor der Überheblichkeit zu denken, wir wüssten bereits, wie der Schreibhase läuft. Eine Überheblichkeit, die sich häufig mit dem Mantel der Professionalität tarnt, die in Wirklichkeit aber in ihren festgefahrenen Denkmustern gefangen ist und dadurch echte Weiterentwicklung verhindert. Denn wer der Überzeugung ist, bereits alles zu wissen, sieht keinen Grund, sich weiterzuentwickeln. Er wird beim Anblick des Schreibhasen gelangweilt abwinken, wird denken *»Kenne ich schon, der läuft Zickzack«* und wird nicht erkennen, dass das Zickzack des Hasen jedes Mal eine andere Linie beschreibt und dass es manchmal gar kein Zickzack ist, wenn man genau hinsieht. Diese Fähigkeit des genauen Hinsehens lässt unsere Wahrnehmungsfähigkeit immer differenzierter werden. Und die neugierige Grundhaltung *»Es könnte auch ganz anders sein«* schult unsere kreative Fähigkeit, in Alternativen zu denken.

Im Achtsamkeitskontext spricht man auch von der Haltung des Nicht-Wissens. Nicht-Wissen entspricht der Überzeugung des antiken Philosophen Sokrates *»Ich weiß, dass ich nichts weiß«*. Das bedeutet nicht, unsere Schreiberfahrungen und handwerklichen Fähigkeiten nicht wertzuschätzen oder kleinzureden. Im Gegenteil: Gerade weil wir die Erfahrung gemacht haben, wie vielschichtig und differenziert das Schreibhandwerk ist, wissen wir, dass die Möglichkeiten für neue Schreiberfahrungen unendlich sind. Wer mit wahrem Anfangsgeist schreibt, tut dies letztlich in dem tiefen Verständnis dafür, dass unsere Suche nach den passenden Worten niemals abgeschlossen sein wird.

DER ZAUBER DES ANFANGS

Schreibanfänger und Schreibanfängerinnen werden manchmal als Amateure und Amateurinnen bezeichnet. Dabei schwingt oftmals eine leicht abwertende Note mit. Doch seien Sie genau das, Amateurinnen und Amateure im ursprünglichen Wortsinn: Liebhaber und Liebhaberinnen. Und zwar unabhängig davon, wie lange Sie bereits schreiben.

Lieben Sie das Spiel mit der Sprache, lieben Sie es, Ihren Stil weiterzuentwickeln, das Schreibhandwerk zu lernen und der Welt Storys und Figuren zu schenken, die es ohne Sie niemals geben würde. Und schenken Sie den vielen in Ihnen schlummernden Möglichkeiten Raum. Immer und immer wieder aufs Neue. Zeigen Sie Anfangsgeist! Denn jedem Anfang liegt ein Zauber inne, das wusste bereits Hermann Hesse:

Es muß das Herz bei jedem Lebensrufe
Bereit zum Abschied sein und Neubeginne,
Um sich in Tapferkeit und ohne Trauern
In andre, neue Bindungen zu geben.
Und jedem Anfang wohnt ein Zauber inne,
Der uns beschützt und der uns hilft, zu leben.[4]

DIE FÜNFTE DIMENSION: SELBSTMITGEFÜHL

Kennen Sie diese inneren Stimmen? Stimmen, die flüstern *»Reiß dich zusammen!«* (und schreib das jetzt endlich zu Ende), *»Sei nicht so faul!«* (und steh gefälligst um sechs Uhr auf, um zu schreiben), *»Stell dich nicht so an!«* (und hör auf, ständig von Schreibblockade zu reden), *»Jammere nicht so rum!«* (und fang endlich mit deinem Projekt an, das du schon so lange vor dir herschiebst), *»Das darf doch nicht wahr sein!«* (dass dir keine bessere Formulierung einfällt)« oder *»Das kannst du aber besser!«* (und beweise mir das gefälligst).

Mit diesen Stimmen sind wir immer wieder konfrontiert – mal mehr, mal weniger deutlich. Das ist ganz natürlich. Im besten Fall können sie uns motivieren, im schlechtesten Fall sind sie verantwortlich dafür, dass wir mit dem Schreiben ganz aufhören. In den meisten Fällen machen sie uns unser Schreibleben unnötig schwer. Plötzlich haben wir das Gefühl, etwas falsch gemacht zu haben, und fühlen uns ertappt wie ein kleines Kind, fühlen uns wie eine Schülerin, die ein schlechtes Gewissen hat oder wie ein Student, der nach Ausreden sucht. Diese Stimmen klingen wie die eines strengen Professors oder die unserer früheren Flötenlehrerin, vor der wir Angst hatten, oder es ist unser innerer Zensor, der sich zu Wort meldet. So oder so – alles sind unsere eigenen Stimmen und wir ermahnen uns mit ihnen ohne jegliches Mitgefühl mit uns selbst.

DIE ILLUSION DER PERFEKTION

Selbstmitgefühl hingegen bedeutet, dass wir Verständnis dafür haben, wie und was wir geschrieben oder eben auch *nicht* geschrieben haben. Es bedeutet, uns mit all unseren momentanen Möglichkeiten und Grenzen anzunehmen. Mitgefühl mit uns zu haben, wenn wir die Geschichte nicht zu Ende geschrieben haben und wir nicht um sechs Uhr aufgestanden sind. Mitgefühl, wenn wir uns schreibblockiert fühlen, mit unserem Projekt immer noch nicht begonnen haben und uns bis jetzt noch keine bessere Formulierung eingefallen ist. Mitgefühl mit uns selbst, wenn wir es eben *nicht* besser können. Jedenfalls nicht heute.

Diese achtsame Dimension unterstützt uns darin, den Kampf um vermeintliche Schreibperfektion aufzugeben – denn er ist sowieso nicht zu gewinnen – und uns stattdessen in unserer Schreibpersönlichkeit so anzunehmen, wie wir sind.

Selbstmitgefühl ist im Übrigen nicht gleichbedeutend mit Selbstmitleid. Denn Sinn und Ziel dieser achtsamen Fähigkeit ist es nicht, mit uns selbst zu leiden, sondern uns in einer liebevollen Haltung anzunehmen. Selbstmitgefühl bedeutet auch nicht, egozentrisch um den eigenen Schreib-Bauchnabel zu kreisen, sondern es bedeutet, ein immer besseres Bauchgefühl dafür zu entwickeln, wie wir uns auf wohlwollende Weise fördern können, statt uns mit überhöhten oder fremden Ansprüchen zu überfordern. Denn nur wenn wir wissen, an welcher Stelle unseres Schreibprozesses und unserer Schreibentwicklung wir stehen, können wir uns auf den Weg zu unseren literarischen Zielen machen. Und nur wenn wir uns so annehmen, wie wir sind, können wir uns weiterentwickeln. Diese Haltung lässt sich vielleicht vergleichen mit dem bedingungslosen und liebevollen Annehmen eines Kindes durch seine Eltern. Selbstmitgefühl ist die Fähigkeit, uns selbst Mutter oder Vater zu sein.

DER WEG IST DAS ZIEL

Die beiden Hälften des Braeburn-Apfels neben meiner Tastatur habe ich mittlerweile längst aufgegessen. Nur drei Kerne, die aus dem Kerngehäuse gefallen sind, liegen noch auf dem kleinen roten Porzellanteller. Ich denke an Friedrich Schiller, der in seiner Schreibtischschublade faulende Äpfel hortete, weil ihn deren Duft inspirierte (davon werden Sie später noch lesen), und der mit großer Wahrscheinlichkeit einer jener Autoren war, die über achtsame Fähigkeiten verfügten, lange bevor diese so genannt wurden.

Achtsamkeit zeigt sich zunächst nur in einzelnen Schreibsituationen. Je länger wir aber Achtsamkeit bewusst praktizieren und je mehr Erfahrung wir damit machen, desto selbstverständlicher entwickelt sich in uns eine achtsame Grundhaltung, die weit über den reinen Schreibakt hinausgeht.

Gegenwärtigkeit, Nicht-Bewerten, Nicht-Identifikation, Anfangsgeist und Selbstmitgefühl: Das sind die fünf Dimensionen des Achtsamen Schreibens. Und doch ist Achtsames Schreiben wesentlich mehr als die Summe dieser einzelnen Fähigkeiten und Haltungen und verbindet sich nach und nach immer mehr mit unserem Alltagsleben. Wenn wir achtsam schreiben, werden wir achtsamer leben. Und wenn wir achtsam leben, werden wir wiederum achtsamer schreiben. Kerngehäuse und Fruchtfleisch gehören zusammen.

Achtsames Schreiben bewahrt uns nicht vor Anstrengung, Irritation und Zweifel. Aber es schenkt uns das Gefühl von Präsenz und Lebendigkeit, von größerer Klarheit und zunehmender Gelassenheit. Achtsames Schreiben ist Schreiben im Einklang mit unserem wahren Selbst. Diese Erfahrung zu machen kann tief empfundenes Glück auslösen.

»Es gibt keinen Weg zum Glück. Glück ist der Weg«, lautet ein bekanntes buddhistisches Sprichwort. Und das gilt auch für Achtsames Schreiben:

»Es gibt keinen Weg zum Schreibglück.
Schreibglück ist der Weg.«

WERTE, WELT & EIGENER STIL

»Ich schreibe, also bin ich.«

WIE IHRE SCHREIBPERSÖNLICHKEIT *LEBENDIG WIRD*

Was macht für Sie Schreibpersönlichkeit aus? Zu wissen, was und wie man schreiben will? Keine Kompromisse einzugehen in Bezug auf individuellen sprachlichen Ausdruck und authentischen Stil? Oder selbstbewusst zu schreiben jenseits von Eitelkeit und Ego? Möglicherweise kommt Ihnen der Begriff der Schreibpersönlichkeit etwas zu hochgegriffen für Ihr eigenes Schreiben vor. Ich bin allerdings davon überzeugt, dass jeder schreibende Mensch naturgemäß Schreibpersönlichkeit hat und entsprechend auch eine Schreibpersönlichkeit ist. Diese auf klare und reflektierte Weise weiterzuentwickeln ist meines Erachtens wesentlich für erfülltes Schreiben. Aus meiner Sicht zeichnet sich Schreibpersönlichkeit durch reflektierte Klarheit darüber aus, wie wir schreiben (Schreibprozess), was wir schreiben (Textproduktion) und wie wir über uns als schreibenden Menschen denken (Selbstbild).

Ich möchte Ihnen gern ein Modell vorstellen, das der Psychologe und Neurowissenschaftler Daniel J. Siegel[5] entwickelt hat und das ich mit Blick auf diese drei Bereiche für wertvoll halte: das Rad der Achtsamkeit. Dieses

Modell wird symbolisiert durch ein großes Wagenrad – so eines wie zu Huckleberry Finns Zeiten. Die Speichen teilen das Rad in insgesamt acht Segmente. Diese Segmente stehen für die acht verschiedenen Lebensbereiche, auf die wir im achtsamen Zustand unsere Aufmerksamkeit lenken können.

ICH EMPFINDE, ALSO BIN ICH

Die ersten fünf Segmente repräsentieren unsere fünf Sinne. Bei den meisten Menschen ist der Sehsinn am stärksten ausgeprägt. Wenn wir unsere Aufmerksamkeit gezielt auf unseren Hör-, Geruchs-, Geschmacks- oder Tastsinn lenken, erweitern und sensibilisieren wir entsprechend unsere Wahrnehmungsfähigkeit.

Das sechste Segment im Wagenrad erweitert die einzelnen Sinne um die Wahrnehmung unseres Körpers in seiner Gesamtheit. Schreiben verstehen wir primär als geistige Tätigkeit. Daher ist es in unserer Vorstellung in erster Linie mit Denken assoziiert. Nach dem Motto *»Ich denke, also schreibe ich«*, angelehnt an den berühmten Satz *»Ich denke, also bin ich«* des Philosophen René Descartes. In der ersten seiner »Meditationen über die Grundlagen der Philosophie« schreibt er 1641:

»Ich werde jetzt meine Augen schließen,
meine Ohren verstopfen, alle meine Sinne abberufen,
auch die Bilder körperlicher Dinge
sämtlich aus meinem Bewusstsein tilgen
oder, da dies wohl kaum möglich ist, sie doch als
eitel und falsch und für nichts achten.«

Im Sinne der Achtsamkeit allerdings geht es gerade *nicht* darum, alle »körperlichen Dinge« zu tilgen, sondern im Gegenteil, diese bewusst wahrzunehmen. Denn natürlich wird unser Schreiben auch durch unseren Körper geprägt. In der konkreten Schreibsituation beispielsweise dadurch, wie müde, verspannt, wach, energetisch, unterzuckert oder angenehm gesättigt wir uns fühlen oder wie bequem oder unbequem unsere Schreibposition ist.

Unsere Innenwelt und ihre Auswirkungen

Das siebte Segment des Wagenrads spielt in vielerlei Hinsicht eine zentrale Rolle für unser Schreiben. Es wird *mindsight* oder *mental activities* genannt. Gemeint ist unsere geistige Innenwelt: all die Gedanken, Bilder, Vorstellungen, Erinnerungen, Werte und Sehnsüchte, die auf unser Schreiben einwirken. Hier befindet sich auch das unermessliche Land unserer Fantasie, die es uns ermöglicht, Geschichten von schlafenden Walen zu erfinden, die Figur einer modernen Miss Marple oder Gedichte über das Kerngehäuse von Äpfeln. Je leichter und gezielter uns der Zugang zu unserem inneren Bild- und Wortschatz gelingt, umso vielfältiger, vielgestaltiger und somit lebendiger wird unser Schreiben sein.

Auch das Selbstbild, das wir von uns als schreibendem Menschen haben und das unsere Schreibpersönlichkeit prägt, ist in diesem Segment zu Hause. In dieses Selbstbild fließen natürlich auch all die Meinungen und Beurteilungen ein, die andere Menschen irgendwann einmal über unser Schreiben geäußert haben, direkt oder indirekt. Beispielsweise in Bezug auf unsere Fantasiebegabung. Angenommen, Sie hatten eine Grundschullehrerin, die Ihre ausgeprägte Fantasie durch kleine bunte Tierstempelchen in ihrem Schreibheft wertschätzte, oder aber Sie hatten im Gegenteil eine Lehrerin, deren Kommentar »überbordende Fantasie, Thema verfehlt« sich in Ihr Gedächtnis eingebrannt hat. Im ersten Fall werden Sie Ihre Fantasie als etwas Positives in Ihr Selbstbild integriert haben, während Sie im zweiten Fall Ihre Fantasie als etwas einschätzen, das nicht zum Ziel führt und gebändigt werden muss.

Achtsame und vorurteilsfreie Wahrnehmung hilft uns, diese Prägungen und Beeinflussungen zu erkennen sowie unsere eigenen Denkmuster, die sich daraus im Laufe der Jahre gebildet, gefestigt und unser Selbstbild geprägt haben, zu hinterfragen. Wir können diese Muster auf ihre aktuelle Stimmigkeit hin überprüfen und gegebenenfalls in kleinen Schritten auf sanfte Weise lösen. Dies ermöglicht uns, mit neuem »Selbst-Bewusstsein« unsere Persönlichkeit in unserem Schreiben lebendig zum Ausdruck zu bringen.

Das achte Feld des Rads schließlich ist das Beziehungsfeld und steht für unsere Kontakte zu anderen Menschen. Im Kontext Ihrer Schreibpersönlichkeit zeigt sich in diesem Segment etwa, wie wichtig Ihnen der Austausch mit anderen schreibenden Menschen ist und ob Sie diesen Kontakt am liebsten mit vertrauten Menschen pflegen, im Rahmen von Seminaren oder in anonymeren Onlineforen.

SELBSTFÜRSORGE

In der Mitte des Rads befindet sich die Nabe. Sie ist mit allen acht Bereichen verbunden. Im Zustand der Achtsamkeit sind wir in der Lage, von dieser symbolischen Mitte aus unsere Aufmerksamkeit bewusst auf ein bestimmtes Segment zu lenken.

Wie diese Fähigkeit für unsere Schreibpersönlichkeit konkret förderlich sein kann, möchte ich an einem Beispiel aus dem achten, dem Beziehungssegment zeigen. Hier sind auch unsere Schreibbedürfnisse und -wünsche zu Hause. Angenommen, Sie haben vor einigen Jahren mit dem Schreiben begonnen und sich damals entschieden, dies ganz für sich allein zu tun. Nach ein, zwei Jahren hatten Sie das Bedürfnis nach Austausch und haben sich einer regelmäßigen Schreibgruppe angeschlossen. Auch dies war eine Zeit lang stimmig. Mittlerweile sind Sie in Ihrem Schreiben sicherer und Ihnen wird bewusst, dass sich Ihre Bedürfnisse erneut verändert haben. Sie spüren deutlich, dass im Rahmen der Gruppe Ihr Schreiben eher stagniert als sich weiterentwickelt, und beschließen, die Gruppe zu verlassen, auch wenn Sie die Treffen mit den Mitgliedern vermissen werden. Stattdessen buchen Sie zum ersten Mal in Ihrem Leben eine Schreibreise.

Dieses Beispiel soll verdeutlichen, wie wichtig es ist, die eigenen Bedürfnisse und Wünsche kontinuierlich zu überprüfen und Verantwortung für sie im Sinne der Selbstfürsorge zu übernehmen. Auch dies ist Teil des Achtsamen Schreibens.

DAS PRINZIP DES WANDELS

Unsere (Schreib-)Persönlichkeit ist naturgemäß kein statisches System, sondern ein dynamisches, das sich permanent neu bildet und weiterentwickelt. Auch in der buddhistischen Psychologie geht man davon aus, dass es kein stabiles Ich gibt, sondern lediglich einen permanenten Strom wechselnder Wahrnehmungen und Erfahrungen gedanklicher, körperlicher und emotionaler Phänomene. Eine lebendige Schreibpersönlichkeit ist eine, die diese Phänomene achtsam wahrnimmt, sich ihnen gezielt zuwendet und sie entsprechend für ihr Schreiben fruchtbar macht. Beispielsweise, indem sie ihre körperliche Befindlichkeit abstimmt auf Länge und Umstände des Schreibens in einer konkreten Schreibsituation. Oder indem sie ihre Fähigkeit der gezielten sinnlichen Wahrnehmung dazu einsetzt, auch ihre Texte sinnlicher und dadurch lebendiger werden zu lassen.

Im Sinne des Achtsamen Schreibens ist es wesentlich, dass wir zu allen Segmenten einen ungehinderten und selbstverständlichen Zugang haben und dass wir unsere Aufmerksamkeit auch bewusst in vernachlässigte oder unterentwickelte Segmente lenken, um diese zu stärken. Dabei geht es nicht um Selbstoptimierung oder um das Gefühl, noch nicht zu »genügen«. Es geht vielmehr darum, den vielen Facetten und Dimensionen unserer Schreibpersönlichkeit Raum zur Entfaltung und Entwicklung zu schenken. Insgesamt wird diese also umso lebendiger, je ungehinderter sich das Rad der Achtsamkeit bewegt und mit allen Segmenten guten Bodenkontakt zur Schreiberde hat.

Davon profitieren auch ganz konkret Ihre Texte. Der Platz in der Mitte des Rads, die Nabe, ist sozusagen Ihr symbolischer Schreibplatz, von dem aus Sie ganz gezielt Ihre Aufmerksamkeit im Zustand echten Gewahrseins in die verschiedenen Segmente lenken können. Wenn Sie beispielsweise nicht nur vorrangig visuell orientiert, sondern in allen ersten fünf Wagenradsegmenten der einzelnen Sinne trainiert sind, dann können Sie atmosphärische Beschreibungen anhand einer ungewöhnlichen Sinnesperspektive literarisch vielschichtiger gestalten. Und wenn Sie ganz verwegen sind, dann nutzen Sie das Rad der Achtsamkeit als Roulette: Lassen Sie sich überraschen, wo die Aufmerksamkeitskugel landet, und schreiben Sie dann mit entsprechendem Fokus.

»Erlaube dir selbst,
genauso, wie du bist, zu sein.«
(Jon Kabat-Zinn)

Eine lebendige Schreibpersönlichkeit ist eine, die sich in all ihren Facetten und Segmenten wahrnimmt, annimmt und sich erlaubt, genau so zu sein, wie sie ist. In ihrem momentanen Charakter, ihren momentanen Bedürfnissen, Potenzialen und Veränderungswünschen.

Kabat-Zinn ist mit seiner Überzeugung im Übrigen nicht allein. In seinem Werk »Entweder – Oder« schrieb der dänische Philosoph und Essayist Søren Kierkegaard: *»Das Große ist nicht, dies oder das zu sein, sondern man selbst zu sein.«* Und »groß« ist – aus achtsamer Perspektive – keine hierarchische Bewertung. Kierkegaards Schreibpersönlichkeit (oder die von Kästner, Kaminer, Kafka, Kristeva, Kronauer, King oder Kipling) ist nicht größer als Ihre. Denn wahre Größe macht sich nicht daran fest, wie viele Jahre Sie bereits schreiben, ob Sie Bücher veröffentlicht haben oder ob Ihr Name bekannt ist, sondern sie besteht darin, genau die Schreibpersönlichkeit zum Ausdruck zu bringen, die Sie sind. Um wiederum schreibend genau das zum Ausdruck zu bringen, was Ihnen wesentlich ist. Und somit die Welten Ihrer Leserinnen und Leser sowie Ihre eigenen auf genau die Art und Weise zu bewegen, wie es Ihrer Persönlichkeit entspricht. Nicht mehr und nicht weniger. Und das ist eine ganze Menge.

DIE PERSÖNLICHEN WERTE ZUM AUSDRUCK BRINGEN

SAG MIR, WAS DU LIEST, UND ICH SAGE DIR, WER DU BIST

Wenn von Leseglück die Rede ist, taucht vor meinem inneren Auge immer eine riesige Wiese voller Klee auf. Jede kleine Kleepflanze ist ein Buch, das wir gelesen haben, und unter all diesen Pflänzchen gibt es einige, die ganz besonders selten sind: jene mit vier Kleeblättern. Bücher, die uns auf einzigartige Weise fasziniert, uns im Innersten berührt und vielleicht sogar nachhaltig erschüttert haben, sind die Glückskleefälle unseres Leselebens. Bücher, die wir auf die berühmte einsame Insel mitnehmen würden. Magische Bücher.

Unsere Schreibpersönlichkeit, also die Art, wie wir schreiben, was wir schreiben und wie wir über uns als schreibende Menschen denken, wird von diesen magischen Büchern auf fundamentale Weise genährt. Ganz wesentlich dabei sind die Werte, die in diesen Büchern und Geschichten transportiert werden. Sie prägen unsere eigene Wertebildung und umgekehrt faszinieren uns diejenigen Bücher besonders, die unseren eigenen Werten nahestehen. Die schicksalhaften Familienkonstellationen in vielen südamerikanischen Romanen sind beispielsweise mit dem Wert der Familie verbunden. Die politische Kraft der Gedichte von Bertolt Brecht mit dem Wert des gesellschaftlichen Engagements und die Bibel in ihrer unendlichen Fülle mit dem Wert der Nächstenliebe.

Werte spielen in gesellschaftlichen und politischen Zusammenhängen ebenso eine Rolle wie in unserem Privat- und Berufsleben und entsprechend auch im Kontext unseres Schreibens.

Nehmen wir etwa an, Freiheit sei ein zentraler Wert für Sie. Dann zeigt sich dieser Wert auf der Ebene des Schreibprozesses möglicherweise darin, dass Sie sich grundsätzlich von keinen Schreibregeln einschränken oder einschüchtern lassen und dass Sie mit verschiedenen Erzählstimmen experimentieren. Auf der inhaltlichen Ebene entscheidet sich Ihre Protagonistin am Ende Ihres Romans vermutlich für ihre Freiheit und gegen eine abgesicherte Existenz. Und auf der Ebene Ihres Selbstbilds kann es bedeuten, dass Sie sich ohne schlechtes Gewissen die Freiheit nehmen, sich jeden Dienstagabend konsequent dem Schreiben zu widmen, selbst wenn sich überraschend Besuch angekündigt hat. Oder genau umgekehrt, dass Sie sich die Freiheit nehmen, sich eine Ausnahme von Ihrer Regel zu erlauben und mit Ihrem Besuch den Duft des Lavendels in Ihrem Garten zu genießen statt den Gedankenfluss in Ihrem Inneren.

Und falls sich der Wert der Freiheit bei Ihnen mit Reiselust verbindet, dann könnte es sein, dass Sie ausschließlich auf Reisen schreiben: Reisetagebücher etwa oder einen Reiseblog. Oder dass Sie Ihre Bücher, inspiriert etwa von einer intensiven Karl-May-Lektüre, gern in fremden, exotisch anmutenden Ländern spielen lassen.

UNSERE WERTE WERTSCHÄTZEN

Ich bin davon überzeugt, dass unsere persönlichen Werte von zentraler Bedeutung für unser Schreiben und für unsere Schreibpersönlichkeit sind. Daher möchte ich Sie mithilfe von zwei Experimenten zum Reflektieren über Ihre ganz persönlichen Werte anregen. Für das erste Experiment begeben Sie sich in die Vergangenheit Ihrer magischen Glücksklee-Lektüren. Drehen Sie dafür bitte das Glückskleerad der Achtsamkeit zum siebten Segment. (Sie erinnern sich: Das ist das Segment, in welchem sich unsere Werte befinden.)

EXPERIMENT

DIE LITERARISCHE WERTESKALA

Welche Bücher haben Sie im Laufe Ihres Leselebens auf besondere Weise fasziniert und geprägt? Können Sie sich an einige erinnern? Und daran, worin diese Faszination bestand? Lassen Sie sich Zeit und vertrauen Sie darauf, dass Ihre Erinnerung daran nach und nach zurückkommt.

Gibt es vielleicht Verbindungen zur jeweiligen Lebensphase, in der Sie sich während der Lektüre befunden haben? Und sehen Sie mögliche Zusammenhänge zwischen diesen Büchern und den Werten, die Ihnen wichtig sind? Notieren Sie Ihre Gedanken, Assoziationen und auch mögliche Fragen in Ihr Achtsamkeitsjournal und kehren Sie im Laufe Ihrer Beschäftigung mit diesem Buch – wenn Sie mögen – immer wieder gedanklich zu diesen Büchern zurück.

WOHLIGE ERSTE LESEERFAHRUNGEN

Die Bücher und Geschichten, die – wenn wir Glück hatten – uns in unserer Kindheit vorgelesen wurden, prägen uns auf besondere Weise. Speziell dann, wenn sie mit sinnlich angenehmen Empfindungen verbunden sind wie mit einer Tasse heißem Kakao, der Umarmung unserer Großmutter, dem Kuscheln in Papas Arm oder dem Gute-Nacht-Vorleseritual im Bett, während sich kleine Lampentiere als Schattenspiel an der Decke drehten.

Die Kinderbuchautorin Astrid Lindgren hat immer wieder betont, wie wichtig ihr die Werte ihrer Kindheit waren: Zusammenhalt in der Familie, aber ebenso Humor und Abenteuerlust, Kreativität und die Freiheit, so zu sein, wie man ist. All diese Werte spiegeln sich in ihren Büchern und haben dadurch sicherlich zur Wertebildung mehrerer Generationen beigetragen, etwa durch die Figur der Pippi Langstrumpf.

ACHTSAME LEKTÜRE

Wenn uns Bücher besonders intensiv berühren, spielt der Zeitpunkt, zu dem wir sie lesen, oftmals eine entscheidende Rolle. Nur wenn uns ein Buch zum passenden Zeitpunkt in einer passenden Lebenssituation begegnet, fällt es auf fruchtbaren Boden. Auch aus diesem Grund sind wir manchmal enttäuscht, erstaunt oder einfach nur verblüfft, wenn wir ein Buch mit vorfreudiger Erwartung wiederlesen und der Klee dieses Mal nicht saftig, sondern wie trockenes Heu schmeckt. Oder umgekehrt, wenn aus der trockenen Schullektüre beim Wiederlesen nach Jahrzehnten plötzlich ein Quell der Erkenntnis wird. Das Buch ist dasselbe geblieben, aber wir haben uns verändert. Die sogenannte Relektüre, also das Wiederlesen eines uns bereits bekannten Buchs, ist wie das Eintauchen in die eigene Lesevergangenheit und wie ein Dialog mit dem Lese-Ich, das wir einmal waren. Darüber hinaus ist dieses abermalige Lesen eine Achtsamkeitsübung in Gegenwärtigkeit und Anfangsgeist. Zu lesen, als ob es das

DAS ABENTEUER DER RELEKTÜRE

EXPERIMENT

Vielleicht sind Sie neugierig geworden, wie Ihnen das eine oder andere Buch, das Ihnen etwas bedeutet hat, heute gefällt. Das Experiment der Relektüre kann außerordentlich spannend und aufschlussreich sein. Wie haben Sie sich seither entwickelt? Was ist Ihr heutiger Eindruck?

Erlesen Sie sich im Laufe der kommenden Wochen und Monate ganz bewusst und gezielt die Bücher, die Ihnen einmal wichtig waren. Leihen Sie sich die Bücher in der Bibliothek aus oder besorgen Sie sie antiquarisch, falls sie nicht mehr in Ihrem Regal stehen und Sie sich kein neues Exemplar kaufen wollen. Nehmen Sie sich genügend Zeit und begleiten Sie Ihre Gedanken und Gefühle während der erneuten Lektüre. Notieren Sie alles Wesentliche in Ihr Achtsamkeitsbuch.

VERTIEFUNG >> Widmen Sie Ihrer Kindheitslektüre besondere Aufmerksamkeit. Können Sie sich in das Kind hineinversetzen, das Sie einmal waren? Was hat Sie an diesen Büchern so fasziniert? Sehen Sie auch hier Verbindungen zu Ihren aktuellen Werten?

erste Mal wäre, und offen zu sein für neue Leseerfahrungen und neue Interpretationen. Weder gefangen in der Erinnerung an unsere ehemalige Lektüre noch verfangen in der Hoffnung und Erwartung auf erneute Lesefreude in der Zukunft.

ACHTSAMES LESEN IST WIE ACHTSAMES ESSEN

Auch wenn wir manchmal ganz intuitiv die passende Lektüre für uns wählen, so macht es im Kontext des Achtsamen Schreibens doch Sinn, diese ganz gezielt danach auszuwählen, ob sie unser Schreiben unterstützen kann. Beispielsweise indem wir Romane lesen, die uns bezüglich Erzählstimme, historischem Hintergrund oder experimenteller Sprache inspirieren, oder indem wir uns mit Gedichten in Schreibstimmung bringen.

Die informelle Praxis des achtsamen Essens lässt sich meines Erachtens auf das Einverleiben eines Buches, einer Erzählung oder eines Gedichts übertragen: bewusstes Kauen und Wahrnehmen des Geschmacks und der Konsistenz statt schnellem Herunterschlingen. Wenn wir achtsam lesen, werden wir nicht nur unseren Lesehunger stillen, sondern auch den vierblättrigen Klee zwischen all dem Leseklee besser erkennen.

UNS MOTIVIERT, WAS UNS BEWEGT

So wie unsere Werte unser Alltagshandeln beeinflussen, so beeinflussen sie auch unser Schreibhandeln, also unsere individuelle Herangehensweise an das Verfassen von Texten und unsere Art zu schreiben.

Auch unsere Motivation hängt eng mit unseren Werten zusammen. Ohne Motivation schreiben wir nicht. Dabei macht es keinen Unterschied, ob wir professionell und bereits seit langer Zeit schreiben oder ob wir erst vor Kurzem damit begonnen haben. Ein Unterschied besteht jedoch darin, wie bewusst uns unsere Motivationen sind, wie ernst wir sie nehmen und ob wir Verantwortung für ihre Umsetzung übernehmen.

Sicher, es gibt und gab Autorinnen und Autoren, bei denen sich die Frage nach der Motivation gar nicht zu stellen scheint, da Schreiben für sie die einzige innere Daseinsmöglichkeit war wie für Franz Kafka, der 1912 an seine Verlobte Felice schrieb: *»Meine Lebensweise ist nur auf das Schreiben hin eingerichtet und wenn sie Veränderungen erfährt, so nur deshalb, um möglicherweise dem Schreiben besser zu entsprechen ...«*[6] Dies mag uns extrem erscheinen und doch kann es im Leben eines jeden Schreibenden Phasen geben, in denen Leben und Schreiben untrennbar miteinander verschmolzen scheinen.

Was ist Ihre Motivation? Ist es die Freude am kreativen Spiel mit Wörtern und die Lust am Fantasieren – und zwar ganz ohne die Notwendigkeit, einen Text produzieren oder eine Geschichte schreiben zu müssen? Oder wollen Sie durch das Schreiben einfach eine Auszeit aus Ihrem ereignisreichen Leben nehmen oder umgekehrt einem gefühlt ereignislosen Leben entfliehen wie Charlotte Brontë, die im damals provinziellen Yorkshire keine erfüllende Lebensaufgabe fand? Wollen Sie dazu beitragen, dass die Welt ein kleines bisschen gerechter wird, so wie George Sand, die einerseits aus purer Geldnot schrieb, und zwar bis zu 13 Stunden täglich, andererseits anschrieb gegen die Unterdrückung der Frau und um ihrer sozialistischen Gesinnung Ausdruck zu verleihen? Wollen Sie Ihr Glück in Worte fassen oder Ihrer Trauer schreibend Raum geben wie Isabel Allende, nachdem ihre Tochter Paula gestorben war? Wollen Sie sich schreibend der Welt zuwenden oder sich im Gegenteil von ihr abwenden? Die Phänomene der äußeren Welt erforschen oder die in Ihrem Inneren? Ihre persönlichen Erfahrungen mit Ihren Leserinnen und Lesern teilen oder aber in der Welt des Schreibens ganz für sich allein sein? Oder haben Sie einfach Lust, das Schreiben einmal auszuprobieren?

Man könnte diese Liste noch eine Weile fortführen, denn tatsächlich gibt es eine Fülle möglicher Motivationen und oftmals greifen mehrere ineinander. Achtsamkeit unterstützt uns darin, unsere intrinsischen, also die aus unserem Inneren kommenden Motivationen von den fremdbestimmten extrinsischen zu unterscheiden, von aufflackernden literarischen Trends oder von den Wünschen, Anregungen oder Vorstellungen anderer Menschen.

DIE WÜNSCHE DER ANDEREN

Wenn uns Menschen am Herzen liegen, fällt es uns naturgemäß besonders schwer, uns deren liebevoll und unterstützend gemeinte Motivationen nicht zu eigen zu machen und ihre Wünsche nicht zu erfüllen.

Möglicherweise ist Ihr Partner von Ihrer Begabung überzeugt und will Sie dazu motivieren, Ihre Geschichte bei einem Wettbewerb einzureichen, während Sie das Gefühl haben, dass die Geschichte noch weiter bearbeitet werden müsste. Oder Ihre Kollegin ermuntert Sie, die skurrilen Begebenheiten doch einmal aufzuschreiben, die Sie ihr immer in der Mittagspause erzählen, obwohl Ihnen die Form des mündlichen Erzählens viel passender erscheint. Ihre Enkelin will noch mehr Geschichten vom Hasen Willibald hören oder Ihre Schreibgruppe möchte Sie dazu motivieren, unbedingt an Ihren autobiografischen Themen dranzubleiben.

Achtsamkeit unterstützt uns darin, diese Wünsche anzuerkennen und dennoch mit selbstbewusster Klarheit dem zu folgen, was uns selbst gerade wesentlich erscheint. Wenn wir dabei mit unseren Werten verwurzelt sind und unsere eigenen Motivationen kennen, können wir diese für unsere literarischen Ideen und Projekte fruchtbar machen. Dies wiederum lässt uns gelassener schwierige Schreibphasen durchstehen, da wir uns unseres Vorhabens sicher sind. Wir stellen also nicht gleich das gesamte Projekt oder gar unser literarisches Talent infrage.

Je bewusster Ihnen also die differenzierten Zusammenhänge zwischen Lieblingslektüre, Werten und Motivationen sind, desto gezielter können Sie auf dieser Grundlage Ihre Schreibwünsche und -ziele reflektieren und überprüfen, ob diese stimmig für Ihre Schreibpersönlichkeit sind. Und zwar für die Schreibpersönlichkeit, die Sie hier und heute sind, und nicht für jene, die Sie einmal waren, gern wären oder in Zukunft sein wollen.

»Ich schreibe, also bin ich.«

Eine achtsame lebendige Schreibpersönlichkeit zu sein bedeutet also, im größtmöglichen Einklang mit unseren Werten und Motivationen zu schreiben. Auf diese Weise bekommt unser Schreibhandeln eine klare Ausrichtung. Wir verlieren keine Zeit mit Nebenschreibplätzen, die uns Energie rauben, sondern gewinnen stattdessen Raum und Zeit für das, was wir wirklich zum Ausdruck bringen wollen. Dies macht unser Schreiben insgesamt noch wertvoller. Was für uns wertvoll ist, ergibt Sinn. Und was für uns sinnvoll ist, erleben wir als beglückend – auch im Schreiben.

Nun bin ich am Ende also wieder beim Glück angekommen. Dieses Mal nicht beim Leseglück, sondern beim Schreibglück. Einem Schreibglück, das meines Erachtens stark mit dem Gefühl von Kohärenz einhergeht. Kohärenz ist das subjektive Empfinden, dass unser Leben erstens verstehbar, zweitens handhabbar und drittens sinnvoll ist. Auf das Schreiben bezogen könnte man also sagen, Kohärenz ist das subjektive Empfinden, dass unser Schreiben erstens verstehbar, zweitens handhabbar und drittens sinnvoll ist. Und genau dazu trägt eine achtsame Haltung bei.

So möchte ich Sie an dieser Stelle noch einmal dazu anregen, mit Ihren Werten und Motivationen immer wieder in Dialog zu treten und diesen Dialog in Ihrem Achtsamkeitsjournal zu begleiten.

DIE SINNLICHKEIT DER WELT ERSPÜREN

FACETTENREICHE WAHRNEHMUNG

Unsere Schreibpersönlichkeit ist stark davon geprägt, wie wir unsere Umwelt in all ihren Erscheinungen sinnlich wahrnehmen. Wir sehen, hören, riechen, schmecken und ertasten unsere Umwelt, bevor sich diese Empfindungen in Gefühle und Gedanken wandeln und schließlich Erinnerung werden. Aus dieser Erinnerung heraus formen wir unsere Geschichten oder Figuren.

Die Sinnlichkeit der Welt zu erspüren bedeutet, die Welt als etwas Sinnliches wahrzunehmen. Achtsamkeit trainiert diese Wahrnehmungsfähigkeit ganz konkret über die Praxis der gezielten Aufmerksamkeitslenkung auf unsere fünf Sinne. Je empfindsamer wir dadurch werden, desto differenzierter nehmen wir unsere Umwelt wahr. Dies wiederum macht unsere Schreibpersönlichkeit noch lebendiger. Das, was wir zum Ausdruck bringen, wird vielschichtiger. Die Art und Weise, wie wir das tun, wird facettenreicher und wir erleben uns selbst wahrnehmungsoffener.

»Wer sagt denn, dass die Welt schon entdeckt ist?«[7], fragt Peter Handke und spricht damit indirekt auch von Neugier, Entdeckungsfreude und echtem Anfangsgeist. Haltungen, die uns die Welt im Außen ebenso entdecken lassen wie die Welt in unserem Inneren.

Um diese beiden Welten zu entdecken und für das eigene Schreiben fruchtbar zu machen, ist es wesentlich, sich ihnen mit allen Sinnen zuzuwenden.

In der Achtsamkeitspraxis spielt die Wahrnehmung der Umwelt durch unsere Sinne eine zentrale Rolle. Denn diese geschieht immer im gegenwärtigen Augenblick. Entsprechend können wir uns über unser Sehen, Hören, Riechen, Schmecken und Tasten mit dem Hier und Jetzt, dem gegenwärtigen Moment verbinden.

Das folgende Experiment ermöglicht Ihnen, genau das zu tun und sich dabei Zeit zu lassen. Zusätzlich zu den klassischen fünf Sinnen bezieht die Übung auch den sechsten Sinn aus dem Rad der Achtsamkeit mit ein: die Wahrnehmung unseres Körpers als Ganzes.

EXPERIMENT

MEINE SECHS-SINNE-WOCHE

Wählen Sie sechs Tage aus, an denen Sie sich jeweils auf einen Sinn konzentrieren. Montag ist beispielsweise Ihr Tag des Hörens, Dienstag Ihr Tag des Sehens und so weiter. An den ersten fünf Tagen lenken Sie Ihre Aufmerksamkeit ganz bewusst auf Wahrnehmungen über den jeweiligen Sinn.

Am Montag hören Sie möglicherweise besonders auf den Klang der Stimmen Ihrer Familie und Arbeitskolleginnen oder auf das Geräusch des Bestecks, wenn Sie es aus der Spülmaschine nehmen. Am Dienstag sehen Sie sich den Blütenkelch einer kleinen Blume an, die sich zwischen den Pflastersteinen hindurchgezwängt hat, das Muster des Polsterstoffs im Regionalzug und so weiter. Am sechsten Tag nehmen Sie bewusst die Empfindungen Ihres ganzen Körpers wahr.

Wie fühlt sich Ihr Körper an, wenn er unter der Dusche steht, Rad fährt oder eine Kiste Wasser in den dritten Stock trägt? Notieren Sie diese Wahrnehmungen sowie Ihre Beobachtungen und Assoziationen möglichst zeitnah. Wählen Sie dafür die Form, die Ihnen jeweils spontan in den Sinn kommt. Stichwortlisten beispielsweise, kleine Wahrnehmungsskizzen oder Gedichte.

Lassen Sie am Ende der Woche Ihren Wahrnehmungsreigen Revue passieren und notieren Sie in Ihr Achtsamkeitsjournal, was Ihnen aufgefallen ist. Gab es vielleicht einen Sinn, dem zu folgen Ihnen schwerer gefallen ist als anderen, und woran könnte dies liegen? Hat der Fokus auf einen bestimmten Sinn Ihren Tag in irgendeiner Weise beeinflusst? Und hat sich insgesamt etwas im Laufe der Woche in Ihren Wahrnehmungen, aber auch in Ihrem Schreiben verändert?

Der Duft der weiten Schreibwelt

»Während ich durch die Gärten des Gedächtnisses spaziere, stelle ich fest, dass meine Erinnerungen an die Sinne geknüpft sind.« Das schreibt Isabel Allende im Vorwort ihres Buches »Aphrodite«[8] und fährt fort: *»Meine Tante Teresa (...) ist für immer mit dem Geruch von Veilchenpastillen verbunden. (...) Und jedesmal, wenn der unverwechselbare Geruch von Veilchen durch die Luft zieht, kehrt mir seither das Bild dieser frommen Tante, die aus fremden Gärten Blumen stahl, um sie den Sterbenden im Hospiz zu bringen, unversehrt ins Gedächtnis zurück.«*

Diese beiden Zitate verdeutlichen, dass unsere Gefühle, Erfahrungen und Erinnerungen über die sogenannten somatischen, also körperlichen Marker in unserem Körper gespeichert sind. Je bewusster uns dieser Zusammenhang ist und je sensibler unser Zugang zu unseren Gefühlen, Gedanken und eben auch zu unseren Erinnerungen ist, desto fruchtbarer können wir diese für unser Schreiben machen.

In unserer Erinnerung spielen Düfte und Gerüche eine besondere Rolle. Ihrer Wirkung können wir uns kaum entziehen. Denn zwischen Geruch und Affekt besteht eine direkte Verbindung. Gerüche wecken meist sofort und ohne unsere bewusste Reflexion entweder angenehme oder unangenehme Gefühle. Dies liegt daran, dass die olfaktorischen Reize direkt mit dem limbischen System verbunden sind, der Gehirnregion, in der unsere Gefühle entstehen.

Diese sofortige Reiz-Reaktion von Riechen und Gefühlsassoziation passiert auch beim Lesen geruchsbezogener Beschreibungen. Je plastischer und spezifischer diese sind, desto stärker ist ihre Wirkung. Dennoch wird erstaunlicherweise der Geruchssinn literarisch häufig vernachlässigt. Aus diesem Grund steht er bei den folgenden Gedanken im Mittelpunkt.

STIMULATION DURCH DÜFTE

Beschreibungen von Düften tragen wesentlich dazu bei, dass Texte sinnlicher werden. Aber Düfte spielen auch für Ihr Schreiben als solches eine wichtige Rolle. Denn natürlich können Sie die Wirkung von Gerüchen und Düften auch als Stimulation und Schreibinspiration nutzen – und tun dies ja vielleicht bereits. Beispielsweise beim Nippen am heißen, aromatisch duftenden Espresso, während Sie Ihren Rechner hochfahren. Beim Einatmen des dezenten Duftes des Lemongras-Tees in der Porzellantasse, die Sie ausschließlich beim Schreiben benutzen. Oder beim Schwelgen im torf-rauchigen Duft eines Whiskeys, der sanft in einem Tumbler schwingt. Vielleicht zünden Sie auch kleine Weihrauch-Kegel an, ein edles japanisches Räucherstäbchen oder Sie haben vor kurzem Zirbelkieferöl für Ihre Duftlampe entdeckt.

Auch unsere Fantasie ist wie eine Duftlampe, in die wir verschiedene Essenzen hineinträufeln können, um dadurch bei unseren Leserinnen und Lesern gezielt Emotionen zu wecken. Achtsamkeit hilft uns dabei, die jeweils passende Duftessenz auszuwählen, weil wir um deren Wirkungsmöglichkeiten wissen. Und sie hilft uns, nicht zu viele Tropfen in die Lampe zu träufeln. Auch das ist wichtig, denn es kann ein schmaler Grat sein zwischen sinnlicher Anregung und sinnlicher Überforderung, die zum Beispiel durch nicht enden wollende überbordende Beschreibungen entsteht. Sinnesreizüberflutung kann in einem Text ebenso ermüden und überfordern wie im Alltag.

Darüber hinaus macht uns die Haltung des Anfangsgeist immer wieder deutlich, wie wichtig es ist, das Wasser der Duftlampe bei jedem Schreibakt zu wechseln, damit wir immer wieder neu in die sinnliche Welt eintauchen können und die verschiedenen Gerüche sich nicht überlagern. Dies ist die literarische Variante der Geruchs- und Geschmacksneutralisierung durch ein Stückchen Brot zwischen verschiedenen Weinproben oder durch das Schnüffeln in einer Schale voller Kaffeebohnen, bevor wir ein neues Parfüm testen.

In allen Kulturen gibt es die Tradition, Kräuter, Blüten und Harze einzusetzen, um die eigene Kreativität zu fördern. Der persische Dichter Hafis Muhammad Shams ad-Din etwa schrieb bereits im 15. Jahrhundert: *»Ich* *habe keine Lust, Verse zu schreiben, also zünde ich meine Räucherpfanne an mit Myrrhe, Jasmin und Weihrauch, und die Verse wachsen in meinem Herzen wie Blumen in einem Garten.«*[9]

DAS UMKREISEN EINES DUFTES

Wir Menschen können zwar schätzungsweise bis zu 4000 verschiedene Gerüche unterscheiden, aber nur vergleichsweise wenige davon benennen. Dieses Phänomen ist für das Beschreiben von Düften natürlich eine besondere Herausforderung, wenn es darum geht, die passenden Worte zu finden. Oftmals sind es dann Vergleiche, Bilder oder eine Art Umkreisen des Duftes an sich, der unseren Leserinnen und Lesern dann – sozusagen indirekt – einen spezifischen Duft vermittelt. Patrick Süskind hat in seinem Roman »Das Parfüm« den Geruchssinn literarisch durchdekliniert. Sein Protagonist Jean-Baptiste Grenouille, der ohne Eigengeruch geboren wurde, war dafür mit einem außerordentlichen Geruchssinn ausgestattet.

»Dieser Geruch hatte Frische; aber nicht die Frische der Limetten oder Pomeranzen, nicht die Frische von Myrrhe oder Zimtblatt oder Krauseminze oder Birken oder Kampfer oder Kiefernnadeln, nicht von Mairegen oder Frostwind oder von Quellwasser (…) und er hatte zugleich Wärme; aber nicht wie Bergamotte, Zypresse oder Moschus, nicht wie Jasmin und Narzisse, nicht wie Rosenholz und nicht wie Iris.«[10]

Gerüche und Düfte rufen in uns also oftmals auf besonders intensive Weise Erinnerungen und Gefühle wach. Wenn wir unerwartet einen bestimmten Geruch riechen, erinnern wir uns oft unwillkürlich an eine bestimmte Umgebung, eine bestimmte Situation oder einen bestimmten Menschen. Speziell Erinnerungen aus unserer Kindheit sind aufs Engste mit Gerüchen und Düften verbunden.

Die folgende Übung lenkt Ihre Aufmerksamkeit und Ihre sinnliche Erinnerung dorthin zurück: in Ihre Kindheit. Lassen Sie sich für diese Übung Zeit. Denn Erinnerung braucht manchmal ebenfalls Zeit, um uns mit ihrem jeweiligen Duft erneut zu beschenken.

EXPERIMENT

DER KINDHEITSFLAKON

Machen Sie es sich bequem, schließen Sie Ihre Augen und versetzen Sie sich zurück. Wie riecht, wie duftet Ihre Kindheit? Nach Milch, Apfelmus und Mietskaserne? Nach Heu, Hasen und Hustenpastillen oder nach Torf, frisch gewaschener Bettwäsche und Apfelshampoo? Stellen Sie sich vor, dass Sie ein Parfum kreieren, in welchem alle Düfte und Gerüche Ihrer Kindheit im richtigen Mischungsverhältnis enthalten sind. Welche Essenzen dürfen auf keinen Fall fehlen? Tauchen Sie mit der Nase gedanklich in die Geruchswelten einzelner Szenen, Orte und Räume, berühren Sie Gegenstände und Menschen und atmen Sie deren jeweiligen Geruch tief ein. Notieren Sie anschließend die konkreten Essenzen und Bestandteile dieses Parfums so, wie Sie mögen: zum Beispiel als Rezept, bei dem Sie die gesamten Ingredienzien im richtigen Mischungsverhältnis auflisten oder als kleine Prosaskizze, in der Sie die verschiedenen Bestandteile beschreiben.

VARIATION >> Kreieren Sie mehrere Parfums: für verschiedene spezifische Zeiten Ihrer Kindheit oder auch für einzelne Menschen, die eng mit Ihrer Kindheit verbunden sind.

VERTIEFUNG >> Sie können diese Übung auch ganz gezielt für die Arbeit an einer Geschichte oder einem Roman anwenden. Versetzen Sie sich beispielsweise an einen (fiktionalen) Ort, den Sie beschreiben wollen, und entwickeln Sie für diesen einen spezifischen Duft. Das konkrete Benennen der Ingredienzien sowie Ihre damit assoziierten Gefühle können Ihnen Hinweise geben für den spezifischen Charakter des jeweiligen Ortes und darauf, was Ihnen bei der Beschreibung wichtig ist.

SINNLICHES VORSTELLUNGSVERMÖGEN

Sicher kennen Sie das Gefühl, in eine Geschichte so intensiv einzutauchen, dass Sie Teil der Szene zu sein glauben, die Sie gerade lesen. Dieses Gefühl ist häufig das Ergebnis einer gelungenen Beschreibung von Sinneseindrücken. Denn je spezifischer und präziser die Details dabei sind, desto lebendiger ist unsere Vorstellung von der jeweiligen Szene. Die Wirkung eines Textes ist im Übrigen ganz konkret nachweisbar an körperlichen

Reaktionen wie der Erhöhung des Hautwiderstands und des Herzschlags sowie einer Veränderung der Atmung.

Ein Meister solcher Beschreibungen ist Marcel Proust. Die Madeleine-Szene in »Auf der Suche nach der verlorenen Zeit« ist wohl eine der bekanntesten Szenen der Weltliteratur. In ihr beschreibt Proust den Moment, in dem ein kleines Stück dieses französischen Feingebäcks, das der Ich-Erzähler in einen Löffel Tee getaucht hat, seine Lippen berührt und ihn ein unerhörtes Glücksgefühl durchströmt.

Aber Ihr sinnliches Vorstellungsvermögen möchte ich nicht auf diese Madeleine lenken, sondern auf ein Gemüse, von dem Proust offensichtlich so sehr fasziniert war, dass er es wieder und wieder aus der Erinnerung heraus beschrieb. Beispielsweise in folgender Passage, die – stilistisch interessant – (auch im französischen Original) aus lediglich zwei Sätzen besteht: *»Mein Entzücken galt den Spargeln, getränkt in Ultramarin und Rosa und mit blasslila und himmelblau angehauchten Spitzen, die sich unmerklich bis zu den Enden abstufen. Mir schien, dass diese himmlischen Schattierungen die köstlichen Geschöpfe verrieten, die sich zum Spaße in Gemüse verwandelt hatten und die durch diese Verkleidung ihres essbaren und festen Fleisches hindurch in diesen zarten Tönungen der Morgenröte, in dieser Andeutung des Regenbogens, in diesem dahinschwindenden Abendblau die kostbare Essenz erspüren ließen, die ich noch die ganze Nacht hindurch wiedererkannte, wenn ich abends davon gegessen hatte und sie in ihren poetischen und derben Possen wie in einem Märchenspiel von Shakespeare meinen Nachttopf zu einem Parfümgefäß machten.«*[11]

DIE SINNLICHKEIT VON GEMÜSE

Wichtig ist, sich immer wieder zu vergegenwärtigen, dass wir meist aus unserer Erinnerung schöpfen, wenn wir in unseren Texten über Sinneseindrücke schreiben oder Dinge sinnlich beschreiben. Gelingt uns diese Art Rückübersetzung von erinnerter Empfindung in Sprache, dann lösen unsere Texte auch bei den Leserinnen und Lesern besondere Empfindungen und sinnliche Erinnerungen aus. Sie genießen unsere Texte im wahrsten Sinn des Wortes.

Das dritte Experiment ermöglicht Ihnen, den Abstand zwischen Erinnerung und Schreiben so gering wie möglich zu halten, um nicht zu sagen, ganz verschwinden zu lassen. Denn das, was Sie sinnlich wahrnehmen, liegt direkt vor Ihren Augen.

EXPERIMENT

SINNLICHKEIT À LA PROUST

Wählen Sie ein Gemüse oder Obst aus, von dem Sie fasziniert sind, vielleicht weil es besonders exotisch ist oder aber weil sie es besonders mögen. Legen Sie es direkt vor sich und widmen Sie diesem sinnlichen Objekt Ihre ganze Aufmerksamkeit, indem Sie es immer wieder aufs Neue anhand kleiner Skizzen und Sinnes-Miniaturen beschreiben. Variieren Sie bei der Beschreibung, indem Sie sich beispielsweise auf einen einzelnen Sinn konzentrieren oder mehrere Sinne ganz bewusst kombinieren. Seien Sie bei der Beschreibung des Hörsinns gegebenenfalls erfinderisch.

Über welchen Sinn haben Sie den leichtesten Zugang zu Ihrem Objekt und welcher fällt Ihnen möglicherweise am schwersten? Woran könnte das liegen? Wenn Sie mögen, führen Sie diese Übung mit mehreren Gemüsen etc. durch und überprüfen Sie, ob sich dabei in Bezug auf die Präferenz Ihrer Sinne etwas verändert.

Geschärfte Sinne schärfen also unser Schreiben. Doch das gilt auch umgekehrt. Und so möchte ich nochmals Peter Handke zitieren:

»*Das Schreiben ist unglaublich sinnlich, weil man nachher mit geschärften Sinnen herumgeht, man sieht und hört besser, spürt alles besser, kann sich besser berühren.*«[12]

Achtsame Sinneswahrnehmung beeinflusst also nicht nur unser Schreiben, sondern nimmt ganz konkret Einfluss auf die Art und Weise, wie wir die Welt um uns herum wahrnehmen – ein dynamischer und lebendiger Kreislauf also. Ein Kreislauf, der auch unsere Schreibpersönlichkeit prägt und immer lebendiger werden lässt.

DEN EIGENEN STIL FINDEN

Auf einem meiner Bleistifte steht ein Zitat von Mark Twain: *»Schreiben ist leicht. Man muss nur die falschen Wörter weglassen.«* Recht hat er. Nur: Woher wissen wir, welche Wörter die falschen sind?

Im Achtsamkeitskontext gibt es kein Richtig oder Falsch. Entsprechend ist auch im Achtsamen Schreiben kein Wort per se falsch oder richtig, sondern lediglich passend oder unpassend im Zusammenhang dessen, was und wie wir etwas zum Ausdruck bringen wollen.

Die Achtsamkeitspraxis kennt einige Übungen, in denen der Gebrauch von Wörtern im Fokus steht und die Einfachheit von Sprache eine besondere Rolle spielt. Bei einer dieser Übungen geht es etwa darum, Füllwörter zu vermeiden, also Wörter, die nicht notwendig sind, um das auszudrücken, was wir sagen wollen. Auf das Schreiben bezogen sind das Wörter, die aus Unachtsamkeit in einen Text, eine Geschichte oder ein Gedicht geraten sind. Bei dieser Übung spielt auch die achtsame Grundhaltung eine Rolle, dass Wörter ebenso wie Nahrungsmittel, Zeit oder Bodenschätze eine Ressource sind, mit der wir nicht verschwenderisch umgehen sollten. Vielleicht wollen Sie die Übung einmal in Ihren Alltagsgesprächen ausprobieren und herausfinden, ob es Ihnen wie der Zen-Buddhistin Jan Chozen Bays[13] geht, die sagt, dass das Vermeiden von Füllwörtern eine der schwierigsten Übungen ist, die sie in Ihrem Kloster regelmäßig praktiziert.

Eine weitere Übung ist das sogenannte »Etikettieren«, das Benennen von Wahrnehmungen mit möglichst einfachen Worten. Übertragen auf Achtsames Schreiben bedeutet das, der Versuchung zu widerstehen, durch übertriebenes Wörterdrechseln besonders stilvoll und »literarisch« wirken zu wollen, und stattdessen auf die Wirkung einfacher Wörter und Worte zu vertrauen. Achtsames Wahrnehmen trainiert also unsere literarische Fähigkeit, sowohl differenziert zu beschreiben als auch möglichst einfache Worte zu finden.

WIE ICH REDE UND SCHREIBE

Bei der Reflexion Ihrer Lieblingslektüre haben Sie vielleicht bereits Hinweise darauf gefunden, welcher literarische Stil Ihnen besonders gefällt, und vielleicht sogar stilistische Vorbilder für Ihr Schreiben identifiziert: die sprachliche Wucht US-amerikanischer Erzähler möglicherweise, die fantastischen Wortwelten von J. R. R. Tolkien, die psychologisch prägnanten Charakterisierungen von Alice Munro oder die humorvolle Skurrilität des Romantikers Jean Paul. Reflektieren Sie immer wieder Ihre literarischen Stilvorbilder und überprüfen Sie, ob diese (noch) zu Ihnen passen. Die reflektierte Orientierung an Ihren Vorbildern sowie die bewusste Abgrenzung von ihnen kann Sie darin unterstützen, Ihren eigenen Stil zu entwickeln.

Ebenso hilfreich ist der bewusste Vergleich Ihres Sprechstils mit Ihrem Schreibstil. Möglicherweise werden Sie feststellen, dass sich Ihr Sprechstil stark von Ihrem Schreibstil unterscheidet. Tatsächlich kommunizieren manche Menschen im direkten Gespräch kurz angebunden, während sie schreibend ausufern. Andere wiederum reden im wahrsten Sinn des Wortes ohne Punkt und Komma, während Sie im Schreiben präzise und sparsam formulieren. Es geht im Achtsamen Schreiben nicht darum, dass beide Wortwelten – die gesprochene und die geschriebene – so deckungsgleich wie möglich sind. Ziel ist vielmehr, die möglichen Unterschiede wahrzunehmen und aus der Bandbreite Ihrer Ausdrucksmöglichkeiten diejenige für Ihr Schreiben zu wählen, die Ihnen als Schreibpersönlichkeit am meisten am Herzen liegt. Stilbewusst zu schreiben bedeutet, sich des eigenen Stils bewusst zu sein. Erstens, um ihn weiter differenzieren und spezifischer ausprägen zu können, und zweitens, um ihn immer weiter zu entwickeln. Denn alles ist im Wandel begriffen, auch unser Stil.

Tauchen im eigenen Wörtersee

Meiner Überzeugung nach ist Stil die individuelle Art, bestimmte Wörter auf bestimmte Weise aneinanderzureihen, um eine bestimmte Wirkung zu erzeugen. Ihr persönlicher individueller Stil zeichnet sich also zunächst einmal dadurch aus, welche Wörter Sie aus dem nahezu unendlichen Wörtersee fischen, der Ihnen für Ihr Schreiben zur Verfügung steht.

Bereits an der Oberfläche des Sees können wir mühelos jede Menge verführerische Wörter finden und diese zu Geschichten, Gedichten und Romanen zusammenfügen. Andere wiederum schwimmen tiefer. Wir haben sie schon lange nicht mehr gehört, gelesen, geschweige denn geschrieben. Dabei handelt es sich oftmals um Wörter aus unserer Kindheit, Wörter aus Dialekten, Fremdwörter oder Wörter aus fremden Sprachen, die uns schon immer fasziniert haben, oder solche, die uns – ähnlich unseren Glückskleelektüren – aufs Tiefste berühren, etwa weil wir bestimmte Gefühle und Erinnerungen daran knüpfen oder weil ihr Klang etwas in uns buchstäblich zum Klingen bringt. Achtsamkeit unterstützt uns darin, nach und nach immer tiefer bis in die Welt der Tiefseewörterfische zu tauchen.

Das erste Experiment möchte Sie für Ihre Lieblingswörter sensibilisieren. Da es sich dabei um Wörter handelt, die Ihnen – aus unterschiedlichen Gründen – offensichtlich besonders nahe sind, können diese Ihnen Hinweise auf Ihren Stil geben. Vielleicht fällt Ihnen auf, dass es sich dabei hauptsächlich um Substantive handelt oder dass sie fast alle ein- oder zweisilbig oder aus mehreren Wörtern zusammengesetzt sind. Oder Sie erkennen, dass für Sie der Klang eines Wortes entscheidender ist als seine Bedeutung. Oder es sind auffallend viele Wörter darunter, in die Sie sich offensichtlich bereits in Ihrer Kindheit verliebt haben, Apfelbutzen beispielsweise, Schultheiss oder Krickelkrakel. Oder die Wörter haben viel mit Bewegung zu tun wie mäandern oder kugelrund. Vielleicht sind auch auffallend viele Wörter dabei, die ganz frisch in Ihren Lieblingswortschatz hineingesprungen sind wie Laubpuster oder Aktivkohle – und die möglicherweise bald wieder herausspringen werden.

EXPERIMENT

MEIN LIEBLINGSWÖRTERSEE

Stellen Sie sich einen See vor, in dem alle Ihre Lieblingswörter schwimmen, sowohl an der Oberfläche als auch in der Tiefe. Lassen Sie sich Zeit und vertrauen Sie darauf, dass nach und nach weitere Wörter auftauchen werden. Stellen Sie eine Liste all dieser Wörter zusammen. Danach machen Sie sich die Freude, ganz gezielt nach neuen Fischen zu angeln, beispielsweise in Zeitschriften, Werbebroschüren, Internetforen, Facebook-Kommunikationen, Kochbüchern, Romanen oder aus der Liste der Wörter des Jahres.

Was fällt Ihnen auf? Überrascht Sie etwas in Ihrer Sammlung? Schreiben Sie Ihre Gedanken dazu in Ihr Achtsamkeitsjournal. Wenn Sie mögen, machen Sie Ihre Lieblingswörter sichtbar, in einem Wechselrahmen, unter Kühlschrankmagneten, auf Urlaubssteinen, als Mobile oder mit einem Spezialstift auf Fensterscheiben geschrieben.

MIT STILEN SPIELEN

Verlassen wir nun die Welt der einzelnen Wörter und sehen uns an, wie diese sich zu Beschreibungen zusammenfinden. *»Die besten Entdeckungsreisen macht man nicht in fremden Ländern, sondern indem man die Welt mit neuen Augen betrachtet.«*, hat Marcel Proust gesagt. Seine Vorliebe für Spargel haben Sie bereits kennengelernt und sich von ihm dazu inspirieren lassen, ein Lebensmittel auf unterschiedlichste Weise sinnlich zu beschreiben. Im folgenden Stilexperiment gehen Sie einen Schritt weiter. Sie können erstens Ihre gefundenen Fische immer wieder neu kombinieren und zweitens so oft Sie wollen erneut in Ihren Wörtersee tauchen, um mit neuen Fische stilistisch zu spielen. Dieses intensive Training Ihres Anfangsgeists macht Sie nach und nach immer sensibler für die spezifischen

Wirkungen unterschiedlicher Stile. Vielleicht werden Sie außerdem die Erfahrung machen, dass es Varianten gibt, die Ihnen zwar nicht leichtgefallen sind, die aber eine gewisse Faszination auf Sie ausüben. Folgen Sie dieser intuitiven Wahrnehmung, denn gerade hier liegt häufig stilistisches Entwicklungspotenzial.

Das Experiment verbindet Sie im Übrigen mit dem französischen Schriftsteller Francis Ponge, der in seinem Buch »Die Seife«[14] diesen Gegenstand stilistisch variantenreich beschrieben hat.

EXPERIMENT

STILVOLLE DINGE

Wählen Sie einen Gegenstand, der Ihre Fantasie anregt und mit dem Sie sich gern eine Weile beschäftigen wollen. Beginnen Sie idealerweise mit einem »einfachen« Gegenstand wie einem Tisch, einer Zahnbürste oder einem Schuh. Beschreiben Sie diesen Gegenstand in Form kleiner Skizzen immer wieder aufs Neue und stilistisch möglichst unterschiedlich. Versuchen Sie eine sachlich-nüchterne, wissenschaftlich anmutende Art der Beschreibung ebenso wie eine fantasievoll fabulierende Weise. Wählen Sie nach Herzenslust zwischen humorvollem oder poetischem Stil und treiben Sie alles durchaus auf die stilistische Spitze, um die jeweiligen Wirkungen auszuloten. Welche Varianten haben Ihnen am meisten Freude bereitet? Welche liegen Ihnen nah, welche fern? Was ist Ihnen besonders leicht-, was besonders schwergefallen und was folgern Sie daraus in Bezug auf Ihren individuellen Schreibstil?

Möglicherweise haben Sie das Gefühl, mit einer der ausprobierten Varianten Ihrem eigenen Stil bereits nahegekommen zu sein. Beispielsweise weil Ihre Worte auf natürliche Weise in einem bestimmten Tonfall geflossen sind, mit dem Sie sich gut verbinden können. Dieser Tonfall, diese Klangfarbe oder Satzmelodie kommt vielleicht Ihrer natürlichen Art zu sprechen nahe. Vielleicht aber sind Sie auch erstaunt, welche Stimme aus Ihnen gesprochen hat, und Sie ahnen, dass vermutlich noch weitere Stimmen in Ihnen schlummern. Stil hat viel mit einer bewusst eingesetzten Erzählstimme zu tun. Diese trägt entscheidend zum Gesamteindruck bei, den eine Geschichte bei ihren Leserinnen und Lesern hinterlässt.

Die amerikanische Schriftstellerin Sylvia Plath hat einmal gesagt, dass sie durch ihr Schreiben verschiedene Leben wie Kleider anprobieren möchte, um zu sehen, welches Leben zu ihr passt. Entsprechend können Sie verschiedene Erzählstimmen wie Kleider anprobieren, um zu sehen, welche Stimme zu Ihnen beziehungsweise zur Geschichte, die Sie erzählen wollen, passt.

Achtsames Schreiben bedeutet, nach und nach zur ureigenen Erzählstimme zu finden und diese im Prozess des Schreibens und in den Texten selbst lebendig werden zu lassen. Und es bedeutet, sich dennoch nicht mit dieser Stimme einseitig zu identifizieren, sondern souverän und gezielt auch andere Tonlagen nutzen zu können. Es besteht keine Notwendigkeit, sich festzulegen, wenn Sie dies nicht wollen.

Im folgenden Experiment können Sie die unterschiedlichen Qualitäten verschiedener Erzählstimmen spielerisch ausloten und sich selbst dabei immer wieder neu in den Blick nehmen. Das Experiment ist eine spielerische Stil-Fingerübung, bei der nicht die vermeintliche Perfektion der jeweiligen Stimmlagen im Vordergrund steht, sondern die Freude am Experimentieren.

EXPERIMENT

DIE PORTRÄTGALERIE

Stellen Sie sich vor, dass verschiedene Menschen ein Porträt über Sie verfassen. Ihre Tochter beispielsweise oder Ihr Patenonkel, die Busfahrerin, Ihr Zahnarzt oder der Obdachlose, den Sie jeden Morgen vor der Bäckerei sehen. Lassen Sie sich Zeit und versuchen Sie sich so gut wie möglich in jeweils eine dieser Personen hineinzuversetzen und sich mit der spezifischen Stimme zu verbinden, mit der dieser Mensch über Sie sprechen beziehungsweise schreiben würde. Welche Worte würde er wählen? Wie lang wären seine Sätze? Würde er Sie humorvoll beschreiben oder mit ausgeprägt psychologischem Blick? Würde er Sie bewerten oder nicht? Und wie fühlt es sich für Sie an, sich selbst aus der Sicht einer anderen Person zu beschreiben? Was ändert sich dadurch in Ihrem Schreiben? Notieren Sie Ihre Beobachtungen in Ihrem Achtsamkeitsjournal und konzentrieren Sie sich dabei vor allem auf das, was Sie in Bezug auf Ihren Stil besonders inspiriert.

VERTIEFUNG >> Experimentieren Sie auch mit ungewöhnlichen Stimmen, beispielsweise der Ihres Haustiers, eines Aliens oder auch mit literarischen Figuren aus Ihren Lieblingsbüchern.

DIE EIGENE MUTTERSPRACHE

Eine lebendige Schreibpersönlichkeit ist eine, die ihren Schreibstil lebendig weiterentwickelt und dabei ihren individuellen Weg in reflektierter Klarheit und mit Gelassenheit verfolgt.

Diese Haltung wird Sie umso mehr unterstützen, je variantenreicher Ihr Stil ist. Denn möglicherweise macht gerade das Ihren individuellen Stil aus, dass Sie mit mehreren Stilen freudvoll jonglieren und diese sogar miteinander kombinieren. James Joyce hat dieses Prinzip in seinem Roman »Ulysses« verfolgt, in welchem jedes Kapitel einem anderen Stil gewidmet ist.

In achtsamer Haltung wird Sie eine solche Vielfalt in Ihrem Schreiben nicht verunsichern. Sie werden nicht befürchten, Ihren Stil noch nicht gefunden zu haben oder sich möglichst bald für eine einzige Variante entscheiden zu müssen. Stattdessen können Sie Ihre stilistische Vielfalt besonders wertschätzen.

Achtsamkeit hilft uns wahrzunehmen, wann unser stilistischer Weg tatsächlich der eigene ist und wann es ein fremder Weg ist, etwa weil wir uns von Wünschen anderer beeinflussen lassen oder zu sehr unseren literarischen Vorbildern nacheifern.

Letztlich – so glaube ich – ist persönlicher Stil eine Art individuelle Muttersprache. Denn unter Muttersprache versteht man die Sprache, die wir ohne die Vermittlung durch eine andere Sprache lernen. Und genau das trifft meines Erachtens auch auf unseren ureigenen Stil zu: Wir entwickeln ihn letztlich aus uns selbst heraus. In achtsamer Verbundenheit mit der Einzigartigkeit unserer Persönlichkeit.

DAS WO, WANN & WOMIT

»Von Nichts kommt Alles.«

WIE SIE DIE BESTMÖGLICHEN VORAUSSETZUNGEN *FÜR IHR SCHREIBEN SCHAFFEN*

- **Sieben Uhr morgens:** Wir sitzen in der Küche und schreiben in unsere Schreibkladde erste Assoziationen zu der Idee, die uns gerade unter der Dusche gekommen ist und die zu unserer Geschichte passen könnte, an der wir seit einer Weile arbeiten. Dafür haben wir eine ganze Stunde Zeit, bevor wir uns auf den Weg zur Arbeit machen werden.
- **13 Uhr mittags:** Wir sitzen in unserer Mittagspause auf einer Parkbank und kritzeln einen Dialog in unser Notizheft, den wir vorhin aufgeschnappt haben und der zu einer der Figuren unserer Geschichte gut passen könnte.
- **18.30 abends:** Wir kommen nach Hause und übertragen den Dialog so wie die Ideen von heute früh in unseren Laptop, bevor wir ins Sportstudio gehen.

Fantasierte Beispiele für drei Kombinationen aus Ort, Zeit und Material im Kontext unseres Schreibens. Drei Wo-Wann-Womit-Kombinationen. Kombinationen, die allerdings höchst selten vorkommen.

In der Realität sieht es meist anders aus. In der Realität gibt es Schulbrote, die vorbereitet werden wollen. Es gibt Geschäftsunterlagen für den wichtigen Termin am Nachmittag, die wir noch schnell durchlesen müssen, und es gibt die Staumeldung im Radio, die bedeutet, dass wir früher losfahren müssen. Die Mittagspause um 13 Uhr fällt aus, weil der Termin vorverlegt wurde oder ein Kollege heute Geburtstag hat und für die Mittagspause zu Häppchen eingeladen hat. Direkt nach der Arbeit holen wir unser Kind vom Sport ab, kaufen anschließend gemeinsam fürs Abendessen ein oder nehmen noch einen Physiotherapietermin wahr.

IRGENDWAS IST IMMER

Möglicherweise sind Sie keine berufstätige Mutter, aber es wäre für Sie wahrscheinlich ein Leichtes, dieses Beispiel zu ersetzen durch entsprechende Situationen aus Ihrem eigenen Schreibleben. Und anhand Ihrer eigenen Situationen könnten Sie vermutlich ebenso deutlich machen, warum es manchmal so schwierig ist, tatsächlich zu schreiben: Irgendwas ist immer.

Die konkreten Umstände wären zwar andere, das dahinterstehende Prinzip wäre aber dasselbe. Das Prinzip nämlich, dass ideale Voraussetzungen und Bedingungen für unser Schreiben nur höchst selten gegeben sind und dass die Realität unseres Alltags manchmal kaum vereinbar scheint mit unseren Wünschen, wann, wo und womit wir schreiben wollen. Wobei der Aspekt des Materials sicherlich das unkomplizierteste »W« in dieser Dreierkonstellation ist.

Manchmal geraten diese Komponenten auch schlichtweg aus dem Blick und manchmal müssen sie als Entschuldigung dafür herhalten, dass Schreiben »unter diesen Umständen« momentan einfach nicht möglich zu sein scheint.

Umso wichtiger, mit klarem, vorurteilsfreiem Blick genauer hinzusehen.

FASZINIERENDE ZUSAMMENHÄNGE

Die Zusammenhänge zwischen den Bedingungen des Schreibens und dem, was dabei an Texten, Geschichten, Ideen entsteht, können sehr faszinierend sein. Sehen wir uns dazu zwei Beispiele an, die dies auf plastische Weise verdeutlichen und die aus Welten stammen, in denen es weder Schulbrote noch Laptops gibt.

Das erste Beispiel spielt im Jahr 1816, an einem Abend, der in die Literaturgeschichte eingehen sollte und sich am Genfer See in der herrschaftlichen Villa Diodati abspielte. Die damals erst 18-jährige Autorin Mary Godwin verbrachte mit ihrem zukünftigen Mann Percy Bysshe Shelley sowie dem Dichter Lord Byron hier den Sommer. Dieser war außerordentlich kalt und verregnet und an den Abenden drängten sich alle um das lodernde Kaminfeuer, wie Mary später notierte. Draußen tobten Gewitterstürme, die grandioser und furchterregender waren als alles, was sie je erlebt hatte. Und so kam es, dass das Wo dieser Villa und die Atmosphäre des Kaminraums in Kombination mit dem Wann der Nachtstunden des 16. Juni 1816 und diesem unglaublichen Gewitter zur Idee führte, gemeinsam *creepy stories*, also Gruselgeschichten, zu erfinden. Dies war Frankensteins Geburtsstunde.

Das zweite Beispiel spielt in der Zentagasse in Wien. Hier lebte und arbeitete eine der wichtigsten deutschsprachigen Autorinnen der Gegenwart jahrzehntelang in derselben Wohnung, im selben Raum und unter denselben Umständen: Friederike Mayröcker. Das gesamte Mobiliar – Klavier, Kommode, Stühle und der Schreibtisch – war mehr oder weniger verborgen unter zahllosen Zetteln, die sich im Laufe der letzten 40 Jahre angesammelt hatten. Nur ihre geliebte Hermes Baby, ihre Schreibmaschine, blieb verschont. Mayröcker hat immer wieder erzählt, dass sie nur in diesem einen Zimmer und nur mit dieser einen Maschine richtig arbeiten könne. Auch brauche sie Ruhe und ihren Sessel mit den Armstützen, auf die sie sich lehnen könne, wenn sie, wie sie sagt, in meditativer Stimmung sei und einer bestimmten Gefühlsspur folge.

Diese beiden Beispiele zeigen, wie eng Ort, Zeit und Materialien mit den Texten und der Literatur zusammenhängen können, die in dieser spezifischen Konstellation entstehen. Ganz unabhängig davon, ob es sich um eine ganz bestimmte Stunde und eine unwiederholbare Konstellation handelt oder um einen Zustand, der über einen langen Zeitraum hinweg gleich bleibt. Es spielt keine Rolle, ob Sie professionell schreiben oder rein zum Vergnügen, regelmäßig oder unregelmäßig. Es spielt auch keine Rolle, ob die Villa Diodati Ihr Familienferienhäuschen in Dänemark ist und Lord Byron Ihr Kollege aus der Schreibgruppe oder der Name Ihres Hundes. (Er kann Sie im Zweifelsfall ebenso inspirieren.) Und es spielt keine Rolle, ob Frankenstein ein experimentierender Doktor ist oder eine Gedichtsammlung über Steine von den Küsten Frankreichs.

Dieses Kapitel begleitet Sie durch diese äußeren Bedingungen des Schreibens, des Wo, Wann und Womit, und will Sie dazu anregen, diese Faktoren immer wieder aufs Neue zu reflektieren. Beispielsweise um herauszufinden, ob Sie eine Schreibpersönlichkeit sind, die Abwechslung in diesen drei »Ws« liebt und sich auch auf Reisen inspirieren lassen möchte (so wie unsere Frankenstein-Gruppe). Oder ob Sie am liebsten unter möglichst gleichbleibenden Bedingungen dieser »Ws« schreiben, so wie Friederike Mayröcker. Die jeweiligen Experimente unterstützen Sie dabei und trainieren ganz konkret folgende Dimensionen und Aspekte der Achtsamkeit.

- **Selbstwahrnehmung:** Sie spüren immer differenzierter, welchen Einfluss der Ort, die Zeit und die Materialien auf Ihr Schreiben haben und mit welcher Kombination und unter welchen Umständen Sie sich am wohlsten fühlen. Gleichzeitig werden Sie immer sensibler für tagesspezifische Abweichungen.
- **Nicht-Bewerten:** Sie nehmen die unterschiedlichen Qualitäten verschiedener Schreiborte, -zeiten und -materialien als solche wahr, ohne diese reflexartig als gut oder schlecht zu beurteilen.
- **Selbstfürsorge:** Sie übernehmen konsequent Verantwortung für die Umstände, in denen Sie schreiben. Dabei spüren Sie immer klarer und deutlicher die Grenze zwischen Selbstfürsorge und Unflexibilität.
- **Anfangsgeist:** Sie sind offen für neue Orts- und Zeiterfahrungen und begegnen auch Orten, die Sie bereits kennen, immer wieder neu und möglichst vorurteilsfrei. Außerdem machen Sie sich im Sinne abnehmender Reaktivität immer unabhängiger von sogenannten Störungen wie einer lauten Geräuschkulisse.

Insgesamt werden Sie also immer differenzierter wahrnehmen können, welches Wo, Wann und Womit Ihres Schreibens in welcher Situation am besten für Sie passt. Und Sie werden intuitiver spüren, wann Sie an Ihren Schreibbedingungen etwas ändern wollen, um sie gezielt, gelassen und auf bestmögliche Weise zu nutzen. Entsprechend verlieren Vorstellungen aus der Vergangenheit über die vermeintlich besten Schreibvoraussetzungen ihre Bedeutung. Denn das Beste ist immer das Bestmögliche. Und das Bestmögliche bezieht sich immer auf die Gegenwart.

ORTE FÜR WORTE: DAS WO

Vielleicht gehören Sie zu den Menschen, die am liebsten zu Hause schreiben, in einem Raum, der vermutlich kein stilles Kämmerlein ist, aber dennoch Ruhe bietet und eine entspannte Atmosphäre atmet. Ein Ort, der Ihnen vertraut ist. Sie wissen die gewohnte Umgebung zu schätzen, das eigene Nest, um Geschichten auszubrüten.

Falls das so ist: Wo genau schreiben Sie am liebsten? In der Küche am Holztisch, weil Sie das Licht am Morgen dort so lieben (und die Nähe zum Kühlschrank)? Auf dem Sofa im Wohnzimmer oder am alten Sekretär, den Sie von Ihrem Vater geerbt haben und in dessen Schubladen sich seit Jahren einige Ideen für Kurzgeschichten eingenistet haben?

Vielleicht lassen Sie sich auch am liebsten in Ihrem Bett aus indonesischem Treibholz durch Ihre Fantasie treiben. Wie Astrid Lindgren, die das ganze Vormittage lang getan hat und somit zur Spezies der sogenannten horizontalen Autorinnen und Autoren gehört.

Möglicherweise ist Ihnen aber gar nicht der Platz an sich wichtig, sondern vor allem der Blick nach draußen, vom vierten Stock auf den Spielplatz der Schule gegenüber oder direkt in die Wipfel der Pappeln, deren Geräusch Sie zusätzlich inspiriert. Wie Charles Baudelaire, der es liebte, aus seinem Mansardenfenster hinauszuschauen:

»Die Hand am Kinn seh ich aus meinem hohen Zimmer
Der Werkstatt Schwatz und Sang, die Schornsteine und immer
Euch Glockentürme, die ihr der Städte Masten seid,
Und weite Himmel, die uns träumt die Ewigkeit.«[15]

Oder aber Sie setzen sich einfach irgendwo hin, wo gerade kein Spielzeug liegt, keine Staffelei und kein Wäscheständer aufgestellt ist und kein allzu großes Chaos herrscht.

Oder Sie haben das Glück, einen Garten zu besitzen, auch wenn dort vermutlich kein Pavillon steht wie der von George Bernard Shaw. Der berühmte Dramatiker konnte sich je nach Wunsch der Sonne oder dem Schatten zuwenden, da sein Pavillon drehbar war. Von solchen Veränderungen im Außen wollte sich wiederum Roald Dahl vollkommen abschotten. Er arbeitete in seiner Gartenschreibhütte im englischen Buckinghamshire grundsätzlich bei heruntergelassenen Rollos.

Vielleicht ist Ihr Lieblingsplatz im Garten direkt dort bei den prachtvollen Dahlien, dem Kräutergarten oder unter dem dicken Ast des Kastanienbaums, an dem Sie schon als Kind geschaukelt haben.

DER EINFLUSS DES ORTES

Der Platz, an dem wir schreiben, hat mehr Bedeutung, als uns manchmal bewusst ist. Die konkreten Sinneseindrücke, die wir beim Schreiben haben, und die Atmosphäre, die wir wahrnehmen, beeinflussen ganz konkret unsere Gefühle, Gedanken und auch unsere körperliche Befindlichkeit. Wir assoziieren automatisch zu jedem Ort und verbinden zusätzlich viele Erfahrungen mit ihm, je besser wir ihn kennen. All dies nimmt Einfluss auf das, was und wie wir schreiben.

Mit dem folgenden Experiment können Sie diesen Einflüssen in Ihrer Wohnung detektivisch auf die Spur kommen. Es will Sie dazu anregen, sich ganz bewusst all den Räumen Ihrer Wohnung im wahrsten Sinn des Wortes auszusetzen und mit der achtsamen Haltung des Anfangsgeists neu zu sehen, zu spüren und die Atmosphäre wahrzunehmen, als ob Sie das erste Mal diesen Raum betreten würden. Dabei können Sie herausfinden, wie die jeweilige Atmosphäre mit Ihrem ganz konkreten Schreiben in diesem Raum zusammenhängen.

Beziehen Sie in dieses Experiment auch ganz bewusst Räume ein, in denen Sie noch nie geschrieben haben. Möglicherweise das Badezimmer oder die kleine Rumpelkammer. Und falls Sie in einem Haus wohnen, vielleicht den Heizungskeller, den Speicher oder die Garage.

EXPERIMENT

Die Raumstation

Je nachdem, was Sie mehr anspricht, können Sie mit dem Raum beginnen, in welchem Sie am liebsten schreiben, oder aber mit einem Raum, in dem Sie noch nie geschrieben haben. Betreten Sie diesen Raum ganz bewusst in einer Haltung, als ob es das erste Mal wäre. Was nehmen Sie als erstes wahr? Was fällt Ihnen auf? Gehen Sie herum, nehmen Sie Gegenstände in die Hand, so als wollten Sie sich so viel wie möglich dieser »neuen« Umgebung einprägen. Lösen Sie sich dann nach einer Weile mehr und mehr von den konkreten Gegenständen und verbinden Sie sich mit der spezifischen Atmosphäre dieses Raums. Wenn Sie mögen, setzen oder legen Sie sich dafür an eine ungewohnte Stelle im Raum, an der Sie das normalerweise nicht tun.

Wie riecht der Raum? Welche Geräusche hören Sie? Welche Atmosphäre spüren Sie? Nehmen Sie die Qualität dieses Raumes wahr, ohne sie zu bewerten. Lassen Sie sich dafür Zeit, bis Sie das Gefühl haben, dass Sie den Raum möglichst losgelöst von Ihren Erfahrungen an diesem Ort wahrnehmen können. Wenn der passende Zeitpunkt für Sie gekommen ist, schreiben Sie Ihre sinnlichen Eindrücke, Assoziationen und inneren Bilder auf. Schreiben Sie mit der Hand, um Tippgeräusche zu vermeiden.

Wenn Sie mögen, legen Sie eine kleine Raumstation-Sammlung Ihrer Wohnung an und reflektieren Sie in Ihrem Achtsamkeitsjournal, wie die jeweilige Atmosphäre und die neu wahrgenommenen Eindrücke Ihr Schreiben beeinflusst haben.

Auch wenn Sie sehr gerne zu Hause schreiben, kann es hin und wieder vorkommen, dass Ihnen die Decke auf den Kopf fällt und Ihnen die Ruhe zu ruhig ist und die mahnende Stimme des wartenden Abwaschs zu laut. Also verlassen Sie kurzerhand Ihre Wohnung und landen möglicherweise in einem Café.

DER DUFT DER KAFFEEHAUSLITERATUR

Schreiben in Cafés hat lange Tradition. Für den österreichischen Schriftsteller Alfred Polgar beispielsweise war das Wiener Café Central in seinem toskanischen Neorenaissance-Stil sowohl Wohnzimmer als auch Büro und Schreibplatz. Er empfand das Kaffeehaus als einen Ort für Menschen, die allein sein wollen, aber dazu Gesellschaft brauchen. Hier entstand die sogenannte Kaffeehausliteratur, in Wien ebenso wie in Prag, Budapest oder auch in Berlin, wo das Romanische Café oder das Café Größenwahn wichtige Orte unter anderem für Irmgard Keun und Bertolt Brecht waren.

Gerade die sinnliche Kombination eines Ortes mit Essen und Trinken kann das Café nach wie vor zu einer ebenso inspirierenden wie vertrauten bis hin zu einer privaten Kulisse für das Schreiben machen. Und so wie die Bedienung im Stammcafé von Cornelia Funke in West Hollywood die Vorliebe der Bestsellerautorin für Lachs und eine Extrascheibe Brot kennt, so weiß der Barista in Ihrem Lieblingscafé vielleicht, dass Sie statt Minze lieber einen Schuss frische Zitrone in Ihrem Ingwertee haben wollen.

Gleichzeitig kann ein Café durchaus eine Herausforderung an eine achtsame Haltung sein. Denn einerseits haben Sie diesen Schreibort gewählt, um seine besondere Atmosphäre und die vielen sinnlichen Eindrücke bewusst wahrzunehmen, um sich von ihnen inspirieren zu lassen. Andererseits können all diese Reize auch schnell zu viel werden. Je nachdem, ob Sie die Geräuschkulisse aus fauchenden Espressomaschinen, klapperndem Geschirr, menschlichen Stimmen sowie Hintergrundmusik als ablenkend, vielleicht sogar als störend erleben oder ob Sie sie als durchlässigen Klangteppich wahrnehmen können, werden Sie diesen Schreibort genießen können oder nicht.

Ihre Bedürfnisse und Wünsche können außerdem von Tag zu Tag unterschiedlich sein. Umso entscheidender ist es, achtsam zu sein für das, was Ihnen an einem bestimmten Tag gerade guttut – und für den Notfall immer Ohrstöpsel dabei zu haben, damit Sie sich akustisch nicht überfordern, aber gleichzeitig die lebendige Umgebung genießen können, wenn Sie dies wollen.

Klassischerweise eignen sich Cafés hervorragend als Inspirationsquelle für kleine fragmentarische Formen wie Skizzen, flüchtige Notizen, Tagebuch, Journal oder Prosaminiaturen, in die Eindrücke oder Gesprächsfetzen direkt einfließen. Kurz: für »Extrakte des Lebens«, wie es Peter Altenberg genannt hat.[16]

EXPERIMENT

Extrakte des Lebens

Planen Sie in Ihrem Kalender ganz gezielt Cafébesuche ein und wählen Sie dafür Cafés mit unterschiedlicher Atmosphäre aus. Experimentieren Sie dort mit den oben genannten fragmentarischen Formen. Schreiben Sie sowohl mit Laptop als auch mit der Hand. Welchen Unterschied macht das? Finden Sie außerdem heraus, unter welchen Umständen Sie sich von der Geräuschkulisse oder den Blicken anderer gestört fühlen und wann inspiriert.

VARIANTE » Verabreden Sie sich mit jemandem zum gemeinsamen Schreiben in einem Café. Vereinbaren Sie kleine Wahrnehmungsexperimente, wenn Sie mögen, oder wählen Sie einen Gast aus, den Sie beide beschreiben und über dessen Leben Sie fantasieren.

DIE BESONDERE ATMOSPHÄRE DER TRANSITORTE

Jenseits der privaten Räume Ihrer Wohnung und der öffentlichen Räume wie Cafés, die durchaus eine private Atmosphäre ausstrahlen können, gibt es auch öffentliche Räume, die von einer anonymen Atmosphäre geprägt sind: die sogenannten Transitorte. Transitorte sind Orte, *»an denen sich Menschen aufhalten, ohne zu bleiben«*.[17] Zum Beispiel Bahnhöfe und

Flughafenterminals, Hotel-Lobbys oder Wartebereiche in Krankenhäusern. Peter Sloterdijk nennt sie »Niemandsorte«. Diese Orte können aufgrund ihrer sehr spezifischen Qualität auf besondere Weise inspirierend sein. Das folgende Experiment führt Sie zu solchen Orten und möchte Sie dazu inspirieren, sich diesen Niemandsorten zu öffnen und sie sich schreibend anzueignen.

EXPERIMENT

Nicht-Ort-Worte

Suchen Sie ganz gezielt Transitorte auf und setzen Sie sich ihnen aus. Falls es in der Nähe Ihres Wohnorts keine solchen Orte gibt, stellen Sie eine kleine Tour zusammen oder planen Sie bewusst Schreibzeit ein, wenn Sie das nächste Mal an einem solchen Ort sind, beispielsweise im Rahmen einer Bahn- oder Flugreise. Experimentieren Sie über einen längeren Zeitraum und nehmen Sie wahr, wie Sie sich an diesen Orten fühlen und welchen Einfluss diese auf Ihr Schreiben haben.

VERTIEFUNG >> Erstellen Sie eine Art Ranking der Transitorte, die Ihnen zugänglich sind. Ihr Parkhaus etwa, das Wartezimmer Ihrer Physiotherapiepraxis, das Foyer eines Theaters, wenn keine Vorstellung ist, oder auch das Treppenhaus in einem Kaufhaus. Schreiben Sie sich nach und nach durch diese Liste und beginnen Sie mit dem Ort, der Ihnen vergleichsweise am vertrautesten ist.

BEI SICH SELBST ANKOMMEN

Schreiben und Reisen ist für viele Schreibende eine der denkbar schönsten Kombinationen überhaupt. Dabei kann es sich um eine klassische Urlaubsreise handeln, während der man intensiver als sonst (Reise-)Tagebuch führt und das Leben sozusagen parallel mitschreibt. Oder es handelt sich sogar um einen gezielten Schreiburlaub, bei dem die Arbeit an einem konkreten literarischen Projekt im Mittelpunkt steht und für das Sie einen Ort aufsuchen, an dem Sie sich so gut wie möglich auf Ihr Projekt konzentrieren können. Ein Kloster beispielsweise oder ein kleines Ferienappartement an der Ostsee. Oft spielt die Natur dabei eine besondere Rolle. Umgeben von der Natur zu schreiben, mit Blick auf ein alpines Bergpanorama, in der Nähe salziger Meeresgischt oder unter herb duftenden Eukalyptusbäumen ist für viele Menschen untrennbar mit Schreibglück verbunden.

Sich an einem fremden Ort zu befinden und sich selbst dort anders zu erleben beeinflusst natürlich unsere Gefühle und Gedanken beim Schreiben ganz besonders. Somit sind fremde Schreiborte weit mehr als bloße Kulisse. Sie können vielmehr zur Inspirationsquelle werden für das, was und wie wir schreiben. Wenn wir mit achtsamer Neugier und möglichst vorurteilsfreiem und unverstelltem Blick diesen Orten begegnen, ist ein Ortswechsel immer auch ein Perspektivwechsel. Somit ermöglicht er neue Perspektiven auf das, was und wie wir schreiben. Sowohl große literarische Werke zeugen von der fruchtbaren Verbindung zwischen Reisen und Schreiben als auch private Reisetagebücher und Reiseblogs von Menschen, die zwar nicht professionell, aber genauso leidenschaftlich über ihre Erfahrungen, Gedanken und Gefühle während des Reisens schreiben. Und dadurch möglicherweise nicht nur an einem fremden Ort, sondern auch bei sich selbst ankommen.

Wie stark Orte auf unser Schreiben wirken können, wird auch speziell im autobiografischen Schreiben spürbar. Etwa dann, wenn Sie sich gezielt an Orte Ihrer Kindheit begeben. So werden Sie mit größter Wahrscheinlichkeit über Kartoffelfeuer und Heuernte bei sich zu Hause anders schreiben als auf dem Stoppelfeld von damals (und vielleicht sogar barfuß).

DIALOG ZWISCHEN AUSSEN UND INNEN

All diese Orte sind wunderbare Trainingsorte für eine achtsame Haltung. Üben Sie sich darin, für die besondere Qualität eines Ortes empfänglich und gleichzeitig durchlässig zu sein, unabhängig davon, ob Sie die Atmosphäre als angenehm oder unangenehm empfinden.

Auf diese Weise können Sie mit einer möglichst großen Bandbreite an Orten und Räumen experimentieren und immer differenzierter herausfinden, welche Umgebung welche Art Ihres Denkens, Fantasierens, Analysierens und Schreibens fördert.

Es gibt keinen per se »richtigen« Ort, aber es gibt passende Orte für individuelle Bedürfnisse, Schreibsituationen und literarische Herausforderungen. Sie können sich von jedem Ort und von jedem Raum der Welt inspirieren lassen. Aber wenn es darum geht, diese Inspirationen und Ideen in Worte zu gießen und in Geschichten zu verwandeln, dann kann der bewusst gewählte Ort Sie dabei gezielt unterstützen.

Und dann gibt es natürlich noch diesen einen ganz besonderen Ort. Einen unsichtbaren, aber umso deutlicher spürbaren Ort, zu dem wir alle Zugang haben, und zwar unabhängig davon, wo wir uns gerade befinden: den Ort unserer Vorstellungskraft und unserer Fantasie. Dieser innere Ort steht uns immer zur Verfügung und kann uns Gelassenheit schenken angesichts möglicher Widrigkeiten in unserer konkreten äußeren Umgebung.

So ist Schreiben immer auch ein Dialog zwischen dem äußeren und diesem inneren Ort. Achtsames Schreiben sensibilisiert uns nach und nach immer mehr für die literarischen Möglichkeiten, die in diesem Dialog verborgen sind.

ZEICHEN DER ZEIT: DAS WANN

Vermutlich kennen Sie das Gefühl, dass Ihr Alltag so vollgepackt ist, dass keine Zeit zum Schreiben bleibt, und zwar beim besten Willen nicht. Wenn der Tag irgendwann – und vermutlich später als gehofft – zu Ende gegangen ist, dann sind Sie schlichtweg viel zu müde, um sich noch zum Schreiben aufzuraffen, selbst wenn Sie es sich am Morgen vielleicht vorgenommen haben. Schließlich soll das Schreiben Freude machen und sich nicht wie eine weitere Aufgabe anfühlen, die Sie auch noch in diese 24 Stunden hineinpressen müssen.

FARBE DER NACHT UND WILLENSKRAFT AM MORGEN

Die Nacht ist der Teil des Tages, der von den meisten Menschen am ehesten mit Schreiben in Verbindung gebracht wird. Das ist nicht verwunderlich, denn in der Dunkelheit der Nacht entfaltet sich unsere Fantasie oft besonders gut und auch der Zugang zu tiefen Gefühlen und unzensierten Gedanken scheint manchmal leichter als bei Helligkeit. Auch Ernest Hemingway war der Ansicht, dass es bei Tage kinderleicht sei, die Dinge nüchtern zu betrachten, während dies nachts eine ganz andere Geschichte sei. Genau dieses Potenzial schätzen viele schreibende Menschen: die Dinge des Lebens nicht nüchtern zu sehen, sondern sich all den Unsicherheiten und Fragen des Lebens auszuliefern und diese in Geschichten zu verwandeln.

Dazu kommt das spezifische Gefühl von Zeitlosigkeit: Der Tag liegt hinter uns, der nächste Morgen noch weit vor uns und die Nacht scheint ganz allein uns zu gehören. George Sand schrieb nachts stundenlang wie eine Besessene und der Romantiker Novalis fragte in seinen Hymnen an die Nacht:

»Trägt nicht alles, was uns begeistert,
die Farbe der Nacht?«

Die Farben des Morgens hingegen sind gänzlich andere als die der Nacht und doch kann uns diese Zeit des Tages mit ihrer besonderen Atmosphäre genauso inspirieren. Einer Atmosphäre, in der wir möglicherweise noch den Flügelschlag der nächtlichen Träume spüren und wir noch keinen anstrengenden Tag hinter uns haben. Frühmorgens atmet der Tag noch eine faszinierende Klarheit, in der wir die zarten Themenfäden leichter sehen und spüren, die für unser Schreiben im wahrsten Sinn des Wortes in der Luft liegen und die nachts oftmals in der Dunkelheit verschwinden.

Auch meditative Rituale in Kombination mit unserem Schreiben entfalten morgens ihre besondere Kraft. Toni Morrison etwa steht bereits vor Sonnenaufgang auf, bereitet sich einen Kaffee zu und beobachtet dann die langsam aufsteigende Sonne – ihr sanfter Übergang zum Schreiben, wie sie sagt.

Aber natürlich gilt für den frühen Morgen dasselbe wie für die Nacht: Nicht selten schreiben wir aus reiner Notwendigkeit um diese Zeit, weil wir später nicht mehr dazu kommen. Kurt Vonnegut etwa ging es wie vermutlich vielen von Ihnen: Er ging tagsüber einer ganz »normalen« Arbeit nach und schrieb immer von halb sechs bis acht Uhr, weil er anschließend in der Schule unterrichtete.

Ob bei professionell schreibenden Autorinnen und Autoren oder bei Menschen, die dies lediglich ab und zu tun – die Bedingungen für das Schreiben sind in einer Hinsicht immer dieselben: Alle müssen ihr Schreiben mit der konkreten aktuellen Lebenssituation in Einklang bringen.

DER GESANG DER EULEN UND LERCHEN

Die äußeren Lebensumstände geben uns häufig einen Zeitrahmen für das Schreiben vor. Aber auch unser Körper hat Einfluss darauf, zu welcher Tageszeit wir auf welche Weise schreiben. Nach den Erkenntnissen der Chronobiologie verfügen alle Menschen aufgrund ihrer inneren biologischen Uhr zu bestimmten Tageszeiten über ein unterschiedliches Leistungsvermögen. Klassisch wird unterschieden zwischen zwei Chronotypen: den Frührhythmiker(inne)n, sogenannten Morgenmenschen, Lerchen oder *early birds,* und den Spätrhythmiker(inne)n, den Nachtmenschen, Eulen oder *night owls.* Allerdings ist der Chronotyp natürlichen Veränderungen unterworfen. So fällt es im Sommer auch einer Eule leichter, früh aufzustehen. In entspannten Urlaubszeiten zeigen sich Rhythmen anders als in beruflichen Stresszeiten und auch die körperlichen wie geistigen Veränderungen im Laufe des Älterwerdens wirken sich auf den Biorhythmus aus. Umso wichtiger ist es, immer wieder achtsam zu überprüfen, ob sich die eigenen Überzeugungen, Annahmen und Bedürfnisse möglicherweise geändert haben.

DIE INNERE KRITISCHE STIMME BESÄNFTIGEN

Unabhängig vom individuellen Biorhythmus gibt es im Laufe des Tages objektiv Zeiten, die für kreative Tätigkeiten geeigneter sind als andere. So ist es wissenschaftlich belegt, dass sowohl die späte Nacht als auch der frühe Morgen dafür besonders prädestiniert sind. Denn diese Zeiten lassen den analytischen Blick »verschwommener« sein, das heißt, er ist nicht so scharfkantig, gnadenlos und unerbittlich wie am Tag. Dies kann ganz grundsätzlich Ihre Kreativität fördern, denn in diesem Zustand sind Sie eher in der Lage, *out of the box* zu denken, also ungewöhnliche Denkwege zu gehen. Der Grund: der präfrontale Kortex, der Bereich im Gehirn, der für Kreativität und innovatives Denken zuständig ist, ist am frühen Morgen und in der Nacht am aktivsten. Außerdem ist die analytische

Fähigkeit des Gehirns aufgrund der stärkeren Müdigkeit weniger stark ausgeprägt, was möglicherweise den inneren Kritiker und die innere Zensorin schweigsamer sein lässt als tagsüber.

Vermutlich wissen Sie ganz genau, welcher Chronotyp Sie sind und ob Sie eher ein *early morning writing bird* oder ein *night owl writing bird* sind. Vielleicht können Sie Ihr Schreiben in diesem Sinn umsetzen, vielleicht ist dies aber aus familiären, arbeitsbezogenen oder gesundheitlichen Gründen gerade nicht möglich.

Ich empfehle Ihnen daher, immer wieder einmal mit Zeiten zu experimentieren, die für Sie ungewohnt sind. Auf diese Weise können Sie Ihre Präferenz überprüfen und herausfinden, welche Qualitäten die jeweils andere Schreibzeit hat. Das folgende Experiment empfiehlt Ihnen, die Farben der Nacht als ein Fest zu feiern.

EXPERIMENT

Die lange Nacht des Schreibens

Laden Sie dazu andere Schreibinteressierte zu sich in die Wohnung ein und schreiben Sie gemeinsam durch die Nacht. Dabei können alle Beteiligten entweder ihr jeweiliges Schreibprojekt weiterverfolgen, eine selbst ausgedachte Idee umsetzen oder aber Sie können sich gemeinsam ein Thema geben. Zu diesem nächtlichen Schreibfest können alle zu einem kleinen Buffet beitragen. Auf diese Weise wechseln sich Zeiten des Schreibens und des gemeinsamen Essens und Vorlesens ab.

Ein solches Fest eignet sich auch wunderbar dafür, Kurzmeditationen aller Art zu kombinieren. Alternativ können Sie auch in Online-Communitys an sogenannten Schreibnächten teilnehmen und sich im Anschluss in Chats oder Foren austauschen.

ACHTSAME HALTUNG WÄHREND DES TAGES

So weit zum frühen Morgen und zur Nacht. Was aber ist mit dem Tag? Vielleicht schreiben Sie ja vor allem tagsüber. Beispielsweise an den Tagen, an denen Ihr Mann Ihr Kind von der Kita oder Schule abholt. Vielleicht arbeiten Sie freiberuflich oder sind im Ruhestand und können sich Ihre Zeit entsprechend einteilen. Oder Sie nehmen sich alle zwei Monate bewusst ein Wochenende frei, um dann intensiver schreiben zu können.

Manchmal fällt das Schreiben am Tag besonders leicht, denn es fühlt sich wie eine »ganz normale« Arbeit an und wir betreiben es mit entsprechender Ernsthaftigkeit. Manchmal wiederum fällt es besonders schwer, sich nicht ablenken zu lassen oder kein schlechtes Gewissen zu haben, weil eigentlich so viel anderes noch zu erledigen wäre. Speziell tagsüber ist eine achtsame Haltung besonders wichtig, um mit einer klaren Entscheidung für das eigene Schreiben dies auch tatsächlich zu tun und nicht zwischen Schreiben und Alltagspflichten hin- und hergerissen zu sein.

ZEITFENSTER ÖFFNEN

Aber ganz unabhängig davon, zu welcher Tages- oder Nachtzeit Sie schreiben, eine Frage bleibt immer dieselbe. Die Frage nämlich, wie groß das Zeitfenster sein muss, das Ihnen zur Verfügung steht, damit Sie tatsächlich schreiben. Das Zeitfenster, von dem Sie bewusst oder unbewusst meinen, dass es notwendig ist, um mit dem Schreiben zu beginnen.

Wie ist das bei Ihnen? Wenn ich Ihnen jetzt ein Zeitfenster zum Schreiben schenken würde, wie groß müsste es mindestens sein – oder aber: Wie klein dürfte es sein –, damit Sie loslegen? Ein Wochenende? Ein Abend? Eine Stunde? 20 Minuten? Zehn Minuten?

Anhand des folgenden Experiments können Sie dies herausfinden und außerdem mit anderen Zeitfenstern experimentieren.

»Gib mir zehn!« EXPERIMENT

Wählen Sie für dieses Experiment als erstes einen Zeitraum, etwa eine Woche, in welchem Sie an möglichst vielen Tagen schreiben werden. Wählen Sie als Zweites die Anzahl der Minuten, die Sie an diesen Tagen realistischerweise für Ihr Schreiben zur Verfügung haben werden. Ich empfehle Ihnen, zunächst mit zehn Minuten zu beginnen. Denn diese Zeit wird Ihnen regelmäßig zur Verfügung stehen, etwa als Erstes am Morgen, im Park auf dem Weg zur Arbeit oder in Pufferzeiten, die Sie nicht benötigen. Entscheiden Sie als Drittes, was oder woran Sie in diesen Schreibzeiten schreiben wollen. Auch die Entscheidung für Spontaneität ist eine bewusste Entscheidung. Halten Sie sich an Ihre festgelegte Zeitdauer, auch wenn Sie an einem bestimmten Tag noch länger schreiben könnten.

Nach dem jeweils festgelegten Zeitraum, also beispielsweise dieser einen Woche, notieren Sie Ihre Erfahrungen und Erkenntnisse in Bezug auf die gewählte Zeitdauer, auf Tages- und Nachtzeiten etc. Unter welchen Umständen fiel Ihnen das Schreiben besonders leicht und wann besonders schwer? Wann kam Ihnen die Zeit besonders lang und wann eher kurz vor? Hat sich Ihr Zeitempfinden verändert?

VERTIEFUNG » Wählen Sie einen längeren Zeitraum, beispielsweise zwei Monate, in welchem Sie möglichst häufig schreiben werden. Nach jeder Woche verringern oder erhöhen Sie die Minutenzahl je nach Erfahrung und halten sich in der kommenden Woche an die veränderte Zeitdauer.

Mit diesem Experiment trainieren Sie ganz speziell folgende Achtsamkeitsaspekte:

- **Selbstwahrnehmung:** Sie werden immer sensibler für die Auswirkungen der unterschiedlichen Zeiten, in denen Sie schreiben, und erkennen die jeweiligen Verbindungen zu Ihrer körperlichen, geistigen und emotionalen Verfassung einerseits und zu den konkreten literarischen Inhalten, die Sie schreiben, andererseits.

- **Selbstmitgefühl:** Es gelingt Ihnen immer besser, sich nicht zu überfordern oder unter Druck zu setzen. Sowohl was die Dauer Ihres Schreibens betrifft als auch in Bezug auf die Qualität der entstehenden Texte.
- **Nicht-Bewerten:** Bewertungen wie »zu wenig Zeit zum Schreiben« lösen sich nach und nach auf und Sie können die Zeit, die Ihnen konkret zur Verfügung steht, bestmöglich nutzen. Sie verabschieden sich außerdem immer mehr von der Vorstellung, dass es eine »perfekte« Tageszeit oder Zeitdauer für Ihr Schreiben geben muss. Und Sie gehen immer gelassener mit Müdigkeit oder Frustration aufgrund von Zeitknappheit um und sehen diese nicht automatisch als Hinderungsgrund für Ihr Schreiben an.

Je mehr Erfahrungen Sie also im Laufe der Zeit mit unterschiedlichen Zeitfenstern und mit ungewohnten Zeitumständen machen, desto mehr erweitern Sie Ihr Schreibhandlungsrepertoire und tragen auf diese Weise zu den bestmöglichen Bedingungen für Ihr Schreiben bei. Dies wiederum intensiviert Ihre Schreibfreude und führt zu größerer Gelassenheit.

MATERIAL DER DICHTUNG: DAS WOMIT

Schreiben beginnt immer vor dem Schreiben selbst. Neben der Wahl des Ortes und der Entscheidung für die (Tages-)Zeit spielt auch die jeweilige Wahl des Materials eine entscheidende Rolle. Dabei geht es nicht um das Material als solches, sondern um die Frage, welchen Einfluss die – bewusste oder unbewusste – Entscheidung hat, womit und worauf Sie schreiben.

Angenommen, Sie wollen im Rahmen einer Geschichte, an der Sie gerade arbeiten, einen Ort beschreiben. Werden Sie dieselben Ideen, Wörter, Formulierungen und inneren Bilder dazu entwickeln, wenn Sie auf Ihrem Laptop, Ihrem Smartphone oder auf einer klappbaren Bluetooth-Tastatur schreiben? Auf der Rückseite von Schmierpapier, in ein kariertes DIN-A5-Schulheft oder in das kleine Büchlein mit Magnetverschluss und geprägter Handschrift von William Shakespeare? Mit dem Bleistift aus dem Hotelzimmer in Rom, dem lilafarbenen Filzschreiber Ihrer Tochter oder dem Füllfederhalter, den Ihr Patenonkel Ihnen zur Konfirmation geschenkt hat?

Vermutlich nicht.

Eine achtsame Haltung ermöglicht es Ihnen, im Laufe der Zeit die Auswirkungen der jeweiligen Materialien auf Ihr Schreiben immer differenzierter zu erkennen und dadurch immer besser entscheiden zu können, welches Material in welcher Schreibsituation für Sie sinnvoll und förderlich ist.

Für die meisten Schreibenden ist das Schreiben mit dem Rechner erste und selbstverständliche Wahl und die Arbeit mit Textverarbeitungsprogrammen hat natürlich viele Vorteile: von der leichthändigen Schnelligkeit des Tippens über die Möglichkeit des unkomplizierten und testweisen Ordnens, Verschiebens und Veränderns von Textbausteinen bis hin zum gut lesbaren Schriftbild.

SCHREIBEN MIT HAND ODER TASTATUR

Wie ist das bei Ihnen? Wann schreiben Sie bewusst mit der Hand und nicht nur, weil Sie gerade keinen Rechner »zur Hand« haben? Vielleicht wenn es um das Skizzieren eines Plots und der dazu passenden Timeline geht? Oder um das unkomplizierte Integrieren von Symbolen oder das Kommentieren von Einzelideen am Rand der Seite, möglicherweise mit verschiedenen Farben? Vielleicht haben Sie aber auch die Erfahrung gemacht, dass es helfen kann, vorübergehend vom Rechner zum Papier zu wechseln, um wieder in Schreibfluss zu kommen.

Die Entscheidung und die Vorliebe für ein Textverarbeitungsprogramm oder für die Hand hat natürlich auch mit Ihrer Sozialisation, Ihrem Wahrnehmungstyp und mit Ihren ästhetischen Vorlieben zu tun. Beides hat Vor- und Nachteile und das eine ist weder besser noch schlechter als das andere. Allerdings gibt es grundlegende Unterschiede:

- Wenn Sie am Rechner schreiben, geht Ihr Blick tendenziell geradeaus. Sie sehen das, was Sie schreiben, auf einem Monitor, im wahrsten Sinne des Wortes *face to face*. Beim Schreiben mit der Hand hingegen wendet sich Ihr Blick Richtung Papier und Schreibhand und Stift, aus dem die Wörter direkt aufs Papier zu fließen scheinen.
- Beim Tippen müssen Ihre Finger immer exakt dieselbe Stelle auf der Tastatur berühren, um denselben Buchstaben »schreiben« zu können. Sie ordnen sich sozusagen der Tastatur unter, während Ihre Hand beim Schreiben für jeden Buchstaben expressiven Spielraum hat.

- Handschrift ist individuell. Sie variiert von Mensch zu Mensch, aber auch von Tag zu Tag und spiegelt die jeweilige (Schreib-)Stimmung wider, während das Computerschriftbild immer exakt gleich aussieht, denn Arial bleibt Arial und Times bleibt Times, unabhängig von der Stimmung des Schreibenden.

Im Zusammenhang mit Achtsamkeit sind alle drei Punkte bedeutsam. Insbesondere die Dimension der Nicht-Identifikation kommt dabei zum Tragen. Das schriftneutrale Textgegenüber auf dem Bildschirm unterstützt Sie möglicherweise darin, Ihren Text mit kritischer Distanz zu sehen und sich nicht mit ihm zu identifizieren. Das ist besonders dann wertvoll, wenn Sie Ihren Text anhand bestimmter Kriterien analysieren und verbessern wollen, ohne dabei in Ihren subjektiven Qualitätskriterien gefangen zu sein.

Beim Schreiben mit der Hand geht es um das Gegenteil: das Gefühl des Eins-Seins mit dem Akt des Schreibens selbst. Denn das Hier und Jetzt des Schreibens wird dabei für uns noch unmittelbarer spürbar. Handschrift ist immer auch Spiegel des momentanen Zustands. Entsprechend verbindet sich die momentane handschriftliche *Fassung* eines Textes mit Ihrer individuellen *Ver*-Fassung, was beim Tagebuchschreiben besonders sichtbar wird. Wenn Sie Tagebücher zur Hand nehmen, die Jahre oder sogar Jahrzehnte alt sind, werden Sie vermutlich feststellen, wie sich Ihre Handschrift im Laufe der Zeit verändert hat und dass Sie an Ihrer Handschrift manchmal Ihren emotionalen Zustand ablesen können.

Nach wie vor werden Tagebücher meist per Hand geschrieben. Je persönlicher und intimer wir uns ausdrücken wollen, desto naheliegender scheint das Schreiben mit der Hand zu sein. Und umgekehrt spricht einiges dafür, dass sich Texte umso persönlicher und intimer entwickeln, wenn sie mit der Hand geschrieben werden. Auch aus diesem Grund schreiben viele Autorinnen und Autoren erste Notizen oder sogar die gesamte erste Fassung eines Textes per Hand, bevor sie diese dann in ihren Rechner übertragen und damit sozusagen vom emotional orientierten Zugang zum analytisch orientierten Zugang wechseln.

HANDSCHRIFT IST KÖRPERSPRACHE

Diese spezifische Einheit von schreibender Hand, Papier und Schrift kann uns auch stärker mit dem gegenwärtigen Moment verbinden. Voraussetzung dafür ist selbstverständlich, dass wir uns in der Situation des Mit-der-Hand-Schreibens wohl fühlen. Dafür braucht es manchmal verständlicherweise etwas Zeit, da wir es meist gar nicht mehr gewohnt sind, mit der Hand zu schreiben. Alles dauert viel länger und wir ermüden schneller. Dies fordert speziell in der Anfangszeit durchaus unser Selbstmitgefühl heraus. Entsprechend wird sich vermutlich erst nach und nach eine mögliche Unruhe in eine gelassenere Entschleunigung wandeln.

Interessanterweise gibt es mittlerweile Programme, bei denen die eigene Handschrift als Schriftart für den Computer genutzt werden kann. Andere werben damit, ein vollkommen ablenkungsfreies Schreiben zu ermöglichen, indem alles außer dem Text selbst ausgeblendet wird, dieser auf schwarzem Hintergrund erscheint und ansonsten lediglich ein grün blinkender Curser zu sehen ist.

Skurrilerweise versprechen all diese Produkte aufgrund ihrer spezifischen technischen Finessen genau das, worum es bei Achtsamkeit geht: ablenkungsfreies Ankommen im gegenwärtigen Moment.

Experimentieren Sie, wenn Sie mögen, mit diesen modernen Optionen und nehmen Sie wahr, wie unterschiedlich sich Ihr Körper anfühlt, je nachdem, ob Sie am Rechner oder mit der Hand schreiben. Dies ist besonders dann wichtig, wenn Sie es nicht mehr gewohnt sind, mit der Hand zu schreiben, oder aber der Ansicht sind, dass es keine bedeutende Rolle spielt, worauf und womit Sie schreiben.

Das folgende Experiment konzentriert sich auf das Schreiben mit der Hand und bietet Ihnen jede Menge Möglichkeiten für eine Versuchsreihe der besonderen Art.

EXPERIMENT

Die Writing-Tool-Box

Sammeln Sie (vielleicht in einer schönen Kiste oder einem alten Koffer) Materialien aller Art, auf die Sie und mit denen Sie schreiben können. Beispielsweise unterschiedlichste Papiere und Pappen, Zeitungen und Zeitschriften oder Verpackungsmaterial. Erweitern Sie Ihre Sammlung auch durch Objekte wie kleine Treibholz-Stöckchen und glatte Steine vom Urlaubsstrand, durch Vogelfedern aus dem Park, Schreibfedern aus dem Schreibwarengeschäft, zerbrochene Kachelstückchen oder um Bierdeckel, auf denen angeblich schon Ideen für Bestseller notiert wurden.
Zapfen Sie Olivenöl in kleine Schreibfläschchen ab und mischen Sie es mit Lebensmittelfarbe. Benutzen Sie Rote-Bete-Saft, Henna, Lack oder Acrylfarbe.

Wann immer Ihnen danach ist, wählen Sie aus dieser Sammlung etwas aus und experimentieren Sie intuitiv. Sie können auch ganz gezielt klassische literarische Herausforderungen mit diesen Materialien kombinieren. Auf diese Weise können Sie herausfinden, wie unterschiedlich sich der innere Monolog Ihrer Protagonistin entwickelt, je nachdem, ob Sie diesen mit einem dicken Filzschreiber auf großformatiges Zeitungspapier schreiben oder mit Tusche auf eine Endlosrolle Butterbrotpapier.

HERZSCHLAG DER MASCHINEN

Lassen Sie uns nun eine Zeitreise in die Ära der klassischen mechanischen Schreibmaschine unternehmen und hören wir uns an, was Autorinnen und Autoren damals über dieses Schreibmaterial, eine Art Vorstufe des Computers, in Bezug auf ihr Schreiben gesagt haben. Henry James etwa, der davon überzeugt war, dass seine Inspiration abhängig sei vom Klackgeräusch seiner Remington, oder Hemingway, der sich sicher war, dass seine Corona mit ihrem Tippstakkato die Prägnanz seiner Prosa fördere.

Der Hörsinn spielt beim Schreiben eine wichtige Rolle, die oftmals unterschätzt wird. Über die Auswirkung der Umgebungsgeräusche haben Sie im ersten Teil dieses Kapitels bereits gelesen. Interessant sind aber auch die Geräusche, die beim Schreiben selbst produziert werden. So kehrte Max Frisch nach einem Versuch mit einer elektrischen Maschine wieder zu seiner mechanischen zurück, da ihn das Summen störte, ganz davon abgesehen, dass er fand, dass die Tasten zu sensibel reagierten. Johannes Mario Simmel nannte seine Triumph-Adler seine »kleine Gabriele« und hatte angeblich bereits nach einigen hundert Seiten ein Modell zerhackt. *»Der Roman war fertig, die Schreibmaschine kaputt, ich auch.«*[18] Als Triumph-Adler die Produktion einstellte, kaufte er vorsorglich zur eigenen Beruhigung 20 Stück auf Vorrat.

Übrigens schreiben auch heute noch viele Autoren und Autorinnen mit der Schreibmaschine. Paul Auster beispielsweise. Er ist davon überzeugt, dass die Schreibmaschine seine Hände stark mache und dass er vom Schreiben am Computer Schmerzen bekomme. Früher benutzte er eine Hermes (wie auch Thomas Bernhard oder Jack Kerouac), nun eine Olympia (genauso wie Patricia Highsmith), die für ihn längst zu einem lebendigen Wesen geworden ist. Sie zeige ihren Zorn und ihr Glück, und er schwört, dass in ihrem grauen, metallenen Leib *»ein Herzschlag zu vernehmen«*[19] sei.

Ist es nicht erstaunlich, welche Emotionen solche Maschinen zu wecken vermögen und welche persönliche Verbindung dabei entstehen kann? Eine Verbindung, die natürlich auf das Schreiben selbst zurückwirkt. Warum sollte das mit Computern, Moleskines oder anderen heißgeliebten Schreibmaterialien anders sein?

Die Zeiten und ihre jeweils bevorzugten Schreibmaterialien mögen sich ändern, die Assoziationen mit ihnen, die Ansprüche und Erwartungen an sie bleiben hingegen die gleichen: Ausdruck von Individualität, Sehnsucht nach Verbindung und Kontinuität, das Entwickeln einer persönlichen Eigenart bis hin zu etwas, das man vielleicht als traditionsbewussten Starrsinn bezeichnen könnte, etwa wenn Peter Handke bis zum heutigen Tag seine Manuskripte von der ersten bis zur letzten Fassung ausschließlich mit Bleistift auf Büttenpapier schreibt.

Wie ist das bei Ihnen? Wann haben Sie das letzte Mal auf einer Schreibmaschine geschrieben? Je nachdem, wann Sie geboren sind, möglicherweise noch nie?

Das folgende Experiment möchte Sie dazu animieren, dieses besondere Schreibgerät wieder einmal oder aber zum ersten Mal in Ihrem Leben auszuprobieren.

EXPERIMENT

Type-Writer

Holen Sie Ihre alte Schreibmaschine aus dem Keller, vom Speicher oder aus der Garage oder kaufen Sie sich eine preiswerte Schreibmaschine auf dem Flohmarkt. Vielleicht warten Sie auch so lange, bis Sie ein Exemplar finden, das Ihnen besonders gut gefällt, wenn Ihnen Optik und Haptik wichtig sind. Lassen Sie sich Zeit, um sich an diese ungewohnte Art des Schreibens (wieder) zu gewöhnen. Schreiben Sie beispielsweise statt mit dem Laptop oder mit der Hand auf der Schreibmaschine die neue Fassung eines Textfragments, an dem Sie gerade arbeiten. Nehmen Sie wahr, welche Auswirkung das Schreiben auf der Maschine auf Sie hat, etwa unter dem Aspekt der Widerstände: Werden Sie unruhig, weil alles so langsam geht und Sie nicht so leicht Veränderungen oder Korrekturen vornehmen können, oder können Sie sich dieser speziellen Form der Entschleunigung hingeben? Üben Sie Selbstmitgefühl mit Ihren Reaktionen und fahren Sie dennoch mit diesem Experiment fort, um herauszufinden, ob und was sich im Laufe der Zeit möglicherweise ändert.

DER SICHTBARE SCHREIBPROZESS

Noch einmal zurück zur Handschrift. Auch als die Schreibmaschine populär war, haben die meisten Autorinnen und Autoren oftmals die Erstfassungen ihrer Manuskripte (von lateinisch *manus* = »die Hand«) per Hand geschrieben. Wie Virginia Woolf, die dafür einen ganz bestimmten Füllfederhalter benutzte sowie spezielle Notizbücher.

Handschriftliche Fassungen machen uns aufgrund ihrer sichtbaren Streichungen, Anmerkungen etc. visuell deutlich, dass wir uns mitten im Schreibprozess befinden, möglicherweise noch weit von der Endfassung entfernt. Diese Tatsache kann durchaus entlastend wirken, während die Diskrepanz zwischen dem korrekten, »fertigen« Schriftbild am Bildschirm und dem Gefühl des Unfertigseins oftmals unbewusst irritiert.

Auch aus diesem Grund kann es sinnvoll sein, die Erstfassung von Texten, den sogenannten *zero draft*, die Null-Version, mit der Hand zu schreiben.

MEHR ALS FÜLLER UND PAPIER

Schreibmaterial meint im engeren Sinn das Material, mit und auf welchem wir schreiben. Material im weiteren Sinn kann natürlich noch viel mehr sein. Fotos, Reiseandenken, Krimskrams und Kleinkram an unserem Schreibplatz. Eine einzelne Blume in einer Vase, die wir jeden Freitag als kleines Ritual für unser Schreiben kaufen. Der Hund an unserer Seite oder die Katze auf unserem Schoß und nicht zuletzt all die Stimulanzien und Rauschmittel im besten Sinn: die passende Schokolade, die passende Musik, das passende Getränk. Eugen Roth war beispielsweise davon überzeugt: *»Das wichtigste Schreibmaterial ist der Kaffee.«*

Ob Sie Ihre direkte Umgebung gestalten wollen oder nicht, ist sicherlich auch eine Frage Ihrer Schreibpersönlichkeit. Colette zum Beispiel fühlte sich von den rund 50 Glaskugeln und Briefbeschwerern, die sie von ihrem Schreibbett aus sah, inspiriert. Und auch Patrick Süskind drapierte während der Arbeit an seinem Bestseller »Das Parfum« jede Menge

EXPERIMENT

Das Schiller-Schubladen-Experiment

Es müssen natürlich keine faulen Äpfel oder überreifen Bananen sein, die Sie für dieses Experiment auf Ihrem Schreibtisch, in einer Schublade, einer kleinen Holz- oder Metallkiste, einer Papp-Box oder einem luftdichten Plastikbehälter lagern und immer dann öffnen, wenn Sie schreiben.

Wählen Sie Objekte, deren Duft beziehungsweise Geruch Sie für Ihr Schreiben auf besondere Weise inspirieren könnte. Möglicherweise haben Sie dazu nicht sofort Ideen oder dieses Experiment kommt Ihnen seltsam vor. Wagen Sie es dennoch. Wichtig dabei ist, dass Sie dieses Experiment über einen längeren Zeitraum durchführen. Nehmen Sie dabei über Ihre Sinne achtsam und immer wieder aufs Neue wahr, welche Auswirkungen der Geruch auf Ihr Schreiben hat. Wenn Sie mögen, schreiben Sie kleine Sinnesskizzen über Ihre Empfindungen, Assoziationen und inneren Bilder.

Parfum-Fläschchen um sich herum und ergötzte sich an deren Geruch – genauso wie Friedrich Schiller am Geruch von faulen Äpfeln. So schrieb Schillers Frau Charlotte am 7. Oktober 1827 an Goethe über die spezielle Inspirationsmarotte ihres Mannes, dass *»die Schieblade immer mit faulen Äpfeln gefüllt sein müsse, indem dieser Geruch Schillern wohl tue und er ohne ihn nicht leben und arbeiten könne«.*

Übrigens hat der Berliner Parfümeur Geza Schön 2014 für den Steidl Verlag das Parfüm »Paper Passion« kreiert, eine besondere Mischung aus den Düften von Papier und Tinte. Das Design des Flakons stammt von Karl Lagerfeld, einem bekennenden »Paper Freak«, der immer wieder von der sinnlichen Erfahrung schwärmte, Papier anzufassen und daran zu riechen. In einer Welt ohne Papier könne er nicht leben, sagte er voller Überzeugung. Und Verleger Steidl, der das Booklet zum Parfüm gestaltet hat, ist davon überzeugt, dass der Geruch eines frischen Buchs so betörend sei wie ein Rauschmittel.

Beim Womit des Schreibens können die Grenzen zwischen konkretem Schreibmaterial, bewusst gestalteter Schreibumgebung und den unterschiedlichsten stimulierenden und berauschenden Materialien also höchst individuell miteinander verschmelzen. Achtsames Schreiben bedeutet in diesem Zusammenhang, auf die eigenen Bedürfnisse – sowohl die des Geistes als auch die des Körpers – zu achten. Auch auf diese Weise können wir zu den bestmöglichen Voraussetzungen für unser Schreiben beitragen.

HIER & JETZT
KRAFT & RHYTHMUS

*»Man kann nicht zweimal
in denselben Schreibfluss steigen.«*

WIE IHR SCHREIBEN *IM FLUSS BLEIBT*

Man steigt nie zweimal in denselben Fluss«, sagt ein bekanntes Sprichwort. Das trifft auch auf den Schreibfluss zu. Auch in diesen kann man nicht zweimal steigen. Denn selbst wenn wir an derselben Geschichte, derselben Szene, demselben Gedicht schreiben und selbst wenn wir dies an jedem Tag der Woche von neun bis zwölf Uhr tun, so haben sich doch die Umstände geändert, seit wir das letzte Mal den Rechner heruntergefahren, den Laptop zugeklappt oder die Schreibkladde mit einem Gummi zusammengebunden haben. Unsere Gedanken sind andere, unsere Gefühlslage, unsere Stimmung und unsere körperliche Befindlichkeit ebenfalls.

DIE QUALITÄTEN DES SCHREIBFLUSSES

Manche Menschen, die mit dem Schreiben beginnen, haben die Vorstellung, dass »richtig schreiben« mehr oder weniger gleichbedeutend ist mit »flüssig schreiben«. So lange ihnen dies (noch) nicht gelingt, zweifeln sie entsprechend daran, ob sie »richtig« schreiben oder ob sie überhaupt talentiert genug dafür sind. Denn wenn sie es wären, dann müsste ihr Schreiben doch fließen.

Der Wunsch und die Sehnsucht danach, flüssig zu schreiben, ist verständlich, dennoch ist es wesentlich zu erkennen, dass Schreiben als solches weder flüssig noch *nicht* flüssig ist. Vielmehr hat der Schreibfluss unterschiedliche Qualitäten. Diese Qualitäten können sich permanent verändern – und das tun sie auch. Denn was im Fluss bleibt, verändert sich naturgemäß. So ist die Veränderung des Schreibflusses Symbol für die Prozesshaftigkeit des Schreibens als solches.

Wenn ich mit dem Schreiben einer neuen Geschichte beginne, ist der Schreibfluss meist zunächst lebhaft und überschäumend, weil sich alle Ideen in euphorisches Schreiben verwandeln. Dann aber, nach einer Weile, wenn alle diese Ideen zu Papier gebracht worden sind, geht das Schreiben oft nur noch langsam voran und gerät schließlich ganz ins Stocken. Das Schreibboot hat sich zwischen zwei dicken quertreibenden Stämmen festgehakt und lässt sich nicht mehr steuern. Wer nun desillusioniert oder frustriert mit dem Schreiben ganz aufhört, wird nicht die erlösende Erfahrung machen können, dass nach einer gewissen Zeit das Schreiben wahrscheinlich wieder flüssiger wird. Dann nämlich, wenn sich in aller Ruhe neue Ideen entwickelt oder neue Ansätze herausgebildet haben.

Unbeständigkeit und Veränderung als wesentliche Eigenschaften des Schreibprozesses und somit des Schreibflusses zu akzeptieren ist nicht immer leicht und kann durchaus zu Widerständen führen, wovon im vierten Kapitel die Rede sein wird.

DER GELASSENE BLICK

Die fünf Dimensionen des Achtsamen Schreibens unterstützen uns darin, dieser Unbeständigkeit nach und nach immer gelassener zu begegnen:

- **Gegenwärtigkeit** macht uns deutlich, dass wir immer an der aktuellen Stelle des Flusses sind und es unser Schreiben eher behindert als fördert, an das Gestern oder das Morgen des Schreibens zu denken. Denn Schreiben passiert immer im Hier und Jetzt.

- **Nicht-Bewerten** hilft uns, auch den Fluss als solchen nicht zu bewerten. Im Schreibfluss zu sein bedeutet entsprechend nicht, dass sich das Schreiben flüssig anfühlt oder stockend. Sondern es bedeutet schlicht, im Fluss selbst zu bleiben und seine jeweilige Qualität wahrzunehmen und anzunehmen.
- **Nicht-Identifikation** unterstützt uns darin, uns als Schreibpersönlichkeit nicht mit der aktuellen Fließqualität zu identifizieren. Wenn es gut fließt, sind wir deshalb keine gute Schreiberin, und wenn es nicht gut fließt, sind wir deswegen kein schlechter Schreiber.
- **Anfangsgeist** fördert unsere Fähigkeit, jedes Mal, wenn wir schreiben, dies in einer Haltung zu tun, als sei es das erste Mal. Ohne Erwartung, Vermutung, Vorfreude oder Sorge. Auf diese Weise kann das Schreiben seine jeweilige gegenwärtige Qualität entfalten.
- **Selbstmitgefühl** unterstützt uns darin, unseren Wunsch nach einem möglichst reibungslosen, freudvollen und sogar glückbringenden Schreiben anzuerkennen und ihn nicht als kindisch, naiv oder unprofessionell abzuwerten.

IN DEN FLUSS TAUCHEN

Ja, es ist richtig: Man kann nicht zweimal in denselben Schreibfluss steigen. Doch das ist auch gar nicht entscheidend. Viel entscheidender ist es, nicht nur am Ufer sitzen zu bleiben und aus sicherem Abstand über die Flussqualität nachzudenken und sich auszumalen, wie lange es wohl dauern wird, bis man sich im kalten Wasser warmgeschrieben haben wird. Oder an der betonierten Uferpromenade entlangzuspazieren, um die vermeintlich beste Stelle für das Eintauchen in die Schreibwelt zu suchen, bevor man das Wasser berührt.

Viel entscheidender ist es, sich stattdessen tatsächlich ins Wasser zu begeben. Und dafür gibt es keine richtige oder falsche Methode, sondern lediglich eine, die passt, und zwar zu Ihrer individuellen Schreibpersönlichkeit. Tauchen Sie also in den Fluss ein, so wie es Ihnen entspricht: mit Anlauf, Jauchzer und Kopfsprung oder indem Sie erst einmal mit dem nackten großen Zeh die Wassertemperatur testen. Aber tun Sie es. Denn dieser eine Schreibfluss ist ausschließlich für Sie da. Seine Qualität ist so und nicht anders, weil Sie selbst so und nicht anders sind. Es ist der Ihre und er wird Sie tragen, wenn Sie sich ihm und seiner Wechselhaftigkeit anvertrauen. Denn in dieser Wechselhaftigkeit liegen all die unterschiedlichen Möglichkeiten und Qualitäten, die das Schreiben ausmachen.

Möglicherweise hat Ihr Schreibfluss heute die Qualität des Amazonas. Dann können Sie die ausgeglichene Wasserführung dieses größten Schreibflusses der Welt schlicht und ergreifend genießen und sich all die plötzlich auftauchenden neuen Ideen genau ansehen, die in diesem Schreibfluss an Ihnen vorbeitreiben wie die realen schwimmenden grünen Inseln.

Denn schon morgen kann sich der ruhige Amazonas in die Stromschnellen und Wasserfälle des Nils verwandelt haben. Dann werden Sie sich von all den wunderbaren Amazonas-Ideen erst einmal losreißen, um stattdessen die Energie der Nil-Katarakte zu nutzen und erste Entwürfe für eine mitreißende Prosa zu schreiben. Oder aber Sie begeben sich auf die Suche nach der sagenumwobenen Quelle des Weißen Nils, wo sie den Ursprung der Angst vor dem weißen Blatt zu erforschen hoffen, die Sie noch vor wenigen Wochen gespürt haben und die Ihnen immer noch im Nacken sitzt.

Sich der jeweiligen Qualität Ihres Schreibflusses hinzugeben kann bedeuten, dass Sie übermorgen die 180-Grad-Schleife des Jangtsekiang nutzen, um einen Richtungswechsel in Ihrer angefangenen, in der berühmten Schublade vor sich hin schlummernden Kurzgeschichte vorzunehmen, um später erschöpft, aber glücklich einzuschlafen und am darauffolgenden Tag am Schreibrhein aufzuwachen und auf diesem verkehrsreichen Schreibfluss mit höchster Konzentration darauf zu achten, dass all die vielen Containerschiff-Szenen und Passagierschiff-Figuren nicht miteinander kollidieren, sondern wohlgeordnet dem großen Plot-Plan folgen.

Haben Sie nach diesem langen Satz das Bedürfnis durchzuatmen? Schreiben kann nicht nur berauschend, sondern im wahrsten Sinn des Wortes atemberaubend sein wie die Flüsse dieser Erde, wenn wir es wagen, uns der jeweiligen Qualität unseres Schreibflusses tatsächlich hinzugeben.

DAS HIER UND JETZT DES SCHREIBENS

Der Fluss des Schreibens wird manchmal durch äußere Umstände stark begrenzt. Umstände, die sich anfühlen, als wären wir zwischen zwei geschlossenen Schleusen eingezwängt: Schleusen, die Namen wie »Termine« oder »Alltagspflichten« tragen. So kommen wir beispielsweise am Dienstagabend nach Hause und wissen, dass wir nur eine Stunde Zeit für unsere Geschichte haben, bevor wir mit den Vorbereitungen des Abendessens für unsere Familie beginnen werden. Oder es ist Samstag, in drei Stunden kommt Besuch und wir wollten eigentlich noch schnell die Wäsche in die Waschmaschine werfen. Oder uns bleibt lediglich die Zugfahrt zwischen Düsseldorf und Mainz, um unseren Laptop auszupacken und an der Geschichte weiterzuschreiben, bevor wir am Bahnhof von einer lieben Freundin abgeholt werden.

Manchmal fühlen sich diese limitierten Zeitfenster richtig an: Wir fühlen uns dynamisch und lebendig und können uns auf unser Schreiben konzentrieren, auch wenn es anstrengend ist. Wir sind durchaus auch stolz darauf, dass uns das gelingt und wir diszipliniert die Zeitfenster nutzen, die uns zur Verfügung stehen. Aber im Laufe der Zeit spüren wir immer mehr, dass wir unter diesen Umständen eigentlich nicht schreiben wollen. Wir wollen möglichst entspannt schreiben können und das Schreiben soll sich nicht wie eine weitere *task,* eine weitere Aufgabe anfühlen, die wir unserem täglichen Multitasking noch hinzufügen. Denn das hat oft zur Folge, dass wir während des Schreibens an Dinge aus der Vergangenheit denken, wie das Gespräch am Vormittag im Büro oder an Dinge in der möglichen Zukunft, an den Abend zu Hause, an Mails, die noch zu schreiben sind, oder daran, dass wir versuchen wollen, heute früher ins Bett zu gehen. Auf diese Weise fühlen wir uns tatsächlich zwischen Tür und Angel, auf der Schwelle nämlich. Weder hier noch dort. Und weder im Hier noch im Jetzt. *»Du bist oben in deinem Kopf«*, sagen Zen-Meister und -Meisterinnen zu ihren Schülerinnen und Schülern, wenn sie spüren, dass deren Energie in der Welt der Gedanken ist, bei den Affen im *monkey mind* und nicht präsent im gegenwärtigen Augenblick.

DIE KÖRPERLICHKEIT DES AUGENBLICKS

Den gegenwärtigen Moment erfahren wir über unsere Sinne und auch unser Gehirn koppelt unsere Gedanken und Gefühle mit den konkreten sinnlichen Wahrnehmungen in einer Situation. Das, was unsere Sinne wahrnehmen, verbindet und verankert uns also auf direkte Weise in der Gegenwart. Wir können nur im Hier die Sonne auf unserer Haut spüren oder den klebrigen Haltegriff im Bus und können nur im Jetzt den Vogel hören oder das Geräusch des Kopierers. Und wir können nur im gegenwärtigen Moment atmen. Entsprechend haben viele Achtsamkeitsübungen zum Ziel, unsere Aufmerksamkeit von den Gedanken weg und hin zu unserem Körper zu lenken, um uns mit dem Hier und Jetzt zu verbinden.

Die drei Experimente, die Sie kennenlernen werden, wenn Sie mögen, trainieren Ihre Fähigkeit, im Hier und Jetzt des Schreibens anzukommen. Das Ziel ist, dass Sie sich im Laufe der Zeit immer mehr und immer gelassener auf Ihre konkrete Schreibsituation einlassen können, in der Sie sich gerade befinden. Wenn Sie also in einer Stunde mit dem Kochen für Ihre Familie beginnen wollen, dann befinden Sie sich in einem bestimmten Zeitfenster. Je besser es Ihnen gelingt, nicht schon an das Rezept zu denken, parallel den Reis aufzusetzen oder zu überlegen, ob Sie improvisieren oder doch noch schnell einkaufen sollen, statt zu schreiben, um sich dann halbherzig für das Schreiben zu entscheiden, desto flüssiger wird Ihr Schreiben sein. Im Achtsamen Schreiben geht es darum, eine Situation wahrzunehmen und dann eine Entscheidung zu treffen: schreiben, ja oder nein. Und wenn Sie die Entscheidung für das Schreiben getroffen haben, dann genau das zu tun, und zwar mit aller Konsequenz.

Und wenn Sie im Zug von Düsseldorf nach Mainz sitzen, geht es darum, im Hier und Jetzt des Großraumwagens anzukommen, den Sitznachbarn eine SMS tippen zu sehen, ein kleines Kind lachen zu hören und die Asiatin, die mit ihrem Brezelbauchladen vorbeikommt, »Frische Brezeln!« rufen zu hören.

Das ist das Hier und Jetzt Ihres Schreibens in Bezug auf die äußeren Umstände. Nehmen Sie diese wahr und nehmen Sie sie an, ohne sich mit ihnen zu identifizieren, um sie anschließend gedanklich loszulassen. Dabei können symbolische (oder reale) Ohrstöpsel helfen oder virtuelle Petersilie, wie sie Asterix und Obelix nutzen, um den Gesang des Barden Troubadix nicht hören zu müssen. Das Gute an der Petersilie ist: Man kann sie auch essen. Und falls Sie im Hier und Jetzt zwar Hunger, aber keine Lust auf frische Brezeln haben, dann sehen Sie sich die Petersilie an und riechen und knabbern Sie an ihr, bevor Sie sie in Ihre Ohren stopfen, und beginnen Sie Ihr Schreiben im Zug erst einmal mit einem kleinen Wahrnehmungs-Mini zur Petersilie.

EXPERIMENT

Das Wahrnehmungs-Mini

Nehmen Sie als Erstes Ihre momentane Umgebung wahr. Tun Sie das auch dann bewusst, wenn Sie sich in Ihrer eigenen Wohnung oder einem anderen Ihnen bekannten Ort aufhalten. Wählen Sie dann spontan ein »Objekt« aus diesem Wahrnehmungsfüllhorn, das Sie anspricht, aus welchem Grund auch immer. Vielleicht ein fremdes Geräusch oder ein vertrauter Gegenstand, vielleicht der Essensduft aus der Nachbarwohnung oder der Geruch Ihres Hundes. Beschreiben Sie, was Sie wahrnehmen, was Ihnen auffällt, was Sie assoziieren.

Je nach Schreibstimmung können Sie bei diesem einen »Objekt« bleiben oder aber Sie schreiben mehrere kleine unvollständige Fragmente. Fühlen Sie sich ganz frei, was Stil, Länge, Form usw. betrifft. Es sollen keine »perfekten« Texte entstehen, sondern kleine Texte, die Ihre Wahrnehmungen auf gelassene Weise in Sprache übersetzen. Wenn Sie mögen, legen Sie eine kleine Sammlung dieser Wahrnehmungs-Minis an.

Mit dieser Übung haben Sie dreierlei erreicht: Sie haben Ihre Umgebung des Schreibens erstens wahrgenommen und zweitens angenommen. Und Sie haben diese drittens als konkrete Inspirationsquelle für Ihr Schreiben genutzt und somit also nicht nur losgelassen, sondern in Sprache verwandelt.

DIE DAUER EINES AUGENBLICKS

Im folgenden Experiment trainieren Sie eine weitere achtsame Fähigkeit in Bezug auf den gegenwärtigen Augenblick: ihren Anfangsgeist. Sie können sich, wenn Sie mögen, immer wieder aufs Neue und in aller Ruhe und aufmerksamen Gelassenheit den Wahrnehmungen widmen, die Sie »in diesem Augenblick …« haben.

Wie lange dauert ein Augenblick? Nüchtern betrachtet dauert er so lange wie die Zeit zwischen zwei Lidschlägen, was im Durchschnitt vier bis sechs Sekunden sind. Ein gefühlter Augenblick ist jedoch unabhängig von der messbaren Uhrzeit. Er ist vielmehr die höchst subjektiv empfundene Einheit einer spezifischen Erfahrung. Das Hier und Jetzt der folgenden Übung ist somit eine Aneinanderreihung von sprachlich gestalteten Augenblicken.

EXPERIMENT

In diesem Augenblick …

Schreiben Sie mit der Hand und ohne lange nachzudenken den Satzanfang »In diesem Augenblick …« und schreiben Sie diesen Satz spontan weiter. Dann beginnen Sie von Neuem, indem Sie mit denselben drei Wörtern einen zweiten Satz beginnen und diesen weiterschreiben. Setzen Sie immer wieder neu an und schreiben Sie so unzensiert wie möglich. Lassen Sie sich von der Mehrdeutigkeit dieser drei Wörter zu unterschiedlichen Annäherungen an den jeweiligen Augenblick inspirieren und seien Sie offen für Überraschendes. Schreiben Sie tendenziell schnell und entscheiden Sie intuitiv, wann eine Augenblicksnotiz abgeschlossen ist und wann Sie neu ansetzen wollen; bleiben Sie insgesamt aber nicht allzu lange an einem einzelnen Gedanken haften. Welche Wirkung hat dieses Wiederholen in kurzen Abständen auf Sie? Wann können Sie dies genießen und wann regen sich in Ihnen Widerstände?

DIE REISE ZUM MITTELPUNKT IHRES KÖRPERS

Im letzten Experiment standen vermutlich Ihre Gedanken und Gefühle im Vordergrund. Mit dem dritten Experiment werden Sie nun den Raum betreten, in dem Ihre Gedanken und Gefühle wohnen: das Innere Ihres Körpers.

Dieses Experiment will Sie dazu inspirieren, mit Ihrer Fantasie zu spielen und hemmungslos über die fantastischen Stränge zu schlagen. Um dafür in Stimmung zu kommen, können Sie sich vorstellen, sich auf eine Abenteuerreise zu begeben. Beispielsweise wie Jules Vernes Professor Otto Lidenbrock, der durch den Krater des isländischen Vulkans Snæfellsjökull zum Mittelpunkt der Erde reiste. So werden Sie – möglicherweise durch Ihren Bauchnabel – zum Mittelpunkt Ihres Körpers reisen, auf einem Floß ein unterirdisches innerkörperliches Meer überqueren, kleine Inseln entdecken und unbekannte Küsten erkunden.

Falls Ihnen das zu »unheimlich« ist, stellen Sie sich einfach vor, dass sich im Inneren Ihres Körpers eine Kamera befindet und Sie über all die Bilder und Filme schreiben, die diese Kamera Ihnen live zusendet. (Ist das weniger unheimlich?)

Das Experiment Körperkamera basiert auf dem sogenannten Bodyscan, einer Methode, die neben Yogaübungen und Meditation die dritte Trainingssäule in der Mindfulness-Based Stress Reduction (MBSR) ist. Beim Bodyscan durchwandern Sie klassischerweise Ihren Körper von den Füßen bis zum Kopf und nehmen dabei achtsam wahr, was Sie empfinden. Bei unserer ganz speziellen Körperkamera, dem literarischen Bodyscan, sind Sie so frei, wie eine echte Abenteurerin und ein echter Abenteurer nur sein kann.

EXPERIMENT

Der literarische Bodyscan

Legen Sie sich bequem auf den Boden und sorgen Sie dafür, dass es Ihnen angenehm warm ist und der Raum, in dem Sie liegen, nicht zu hell und nicht zu dunkel ist. Schließen Sie die Augen und nehmen Sie Ihren Körper als Ganzes wahr, wie er hier liegt und vom Boden getragen wird. Nehmen Sie einige entspannte Atemzüge und begeben Sie sich, wenn Sie so weit sind, auf eine Fantasiereise durch das Innere Ihres Körpers. Lassen Sie sich von Ihrer Intuition führen, an welchen Stellen Sie wie lange verweilen, Ihre Empfindungen wahrnehmen und ihnen nachspüren wollen. Lassen Sie alle Assoziationen und inneren Bilder wirken und betrachten Sie diese mit offenem Gewahrsein. Hören Sie Ihrem Körper zu, welche Bilder er Ihnen sendet und welche Geschichten er Ihnen womöglich erzählt. Nachdem Sie die Übung beendet haben, kommen Sie langsam in das Hier und Jetzt des Raums zurück und lassen Sie sich von diesen Bildern und Geschichten zu kleinen Texten oder poetischen Formen inspirieren. Lassen Sie Ihr Schreiben fließen und kontrollieren oder beurteilen Sie so wenig wie möglich, was dabei entsteht. In dieser Übung geht es nicht um Geschichten mit Anfang und Ende, sondern um assoziative Annäherungen an das, was Sie während der Übung gedacht, gefühlt und empfunden haben.

Es mag Ihnen vielleicht seltsam erscheinen, aber je geübter und sensibler Sie in der Wahrnehmung Ihres eigenen Körpers werden und je mehr Sie sich mit der spezifischen Weisheit Ihres Körpers verbinden, desto mehr wird Ihr Schreiben davon profitieren. Denn Sie werden differenziert, klar und mit vorurteilsfreiem Gleichmut auch den »Textkörper« Ihrer Geschichten achtsam scannen, also analysieren können. Die Grundfähigkeiten sind in beiden Bereichen dieselben: Sie nehmen mit wahrem Anfangsgeist, klarem Blick und gelassenem Gleichmut die Gefühle, Gedanken und Empfindungen, die sich zeigen, immer wieder neu und bewertungsfrei wahr. Und Sie werden immer sensibler für die Unterschiede dieser Phänomene.

Im Zusammenhang mit dem Bild unseres Körpers als Wohnstätte für unsere Gedanken, Gefühle und Empfindungen fällt mir ein Gedicht des persischen Dichters Rumi aus dem 13. Jahrhundert ein. Ein Gedicht, das den Geist der Achtsamkeit atmet.

Das Gasthaus

Ein Gasthaus ist dieses menschliche Dasein.
Jeden Tag eine Neuankunft.
Eine Freude, ein Kummer, eine Gemeinheit,
ein kurzes Achtsamsein kommt als unerwarteter Gast.
(…)
Den dunklen Gedanken, der Scham, der Boshaftigkeit –
öffne allen mit Lachen die Tür
und lade sie ein, deine Gäste zu sein.
(…)[20]

Auch unser Körper ist ein Gasthaus, ein Gästehaus, ein Raum für all unsere Gedanken, Gefühle und Empfindungen. Ein Raum, der uns auch als ureigener Schreibraum zur Verfügung steht, wann immer wir ihn betreten.

DIE HEILSAME KRAFT DER RITUALE

Rituale befriedigen unsere urmenschlichen Bedürfnisse nach Kontinuität, Sicherheit, Orientierung und Geborgenheit. In unserem Alltag führen wir oftmals Rituale durch, ohne dass wir sie unbedingt als solche bezeichnen würden. Eine Umarmung zur Begrüßung, Smalltalk mit der Nachbarin über den Gartenzaun, samstags einkaufen auf dem Markt und anschließend ein Cappuccino im italienischen Café gegenüber oder abendliches Kuscheln mit unserem Kind. Wir hören eine bestimmte Playlist, wenn wir gute Laune bekommen wollen, und wir lesen im Bett vor dem Einschlafen immer noch ein paar Seiten, selbst wenn es nur für fünf Minuten ist, weil es sich ansonsten anfühlt, als ob irgendetwas »fehle«.

Auch Schreiben kann ein Ritual sein. Eines, das uns ebenfalls Kontinuität vermittelt, weil es uns immer in irgendeiner Form zur Verfügung steht. Eines, das uns die Sicherheit gibt, dass es noch eine andere Welt gibt als die äußere, sichtbare, nämlich die der Fantasie. Eines, das uns Orientierung in dieser Welt ermöglicht, weil wir das, was wir sehen, fühlen und erleben, im Schreiben reflektieren. Und nicht zuletzt ist Schreiben auch ein besonderes Ritual, das uns ein Gefühl von Geborgenheit vermitteln kann, weil es unser heimatlicher Rückzugsort ist, an dem wir uns wohlfühlen.

1000 WÖRTER AM TAG

Viele Autorinnen und Schriftsteller nutzen Rituale ganz bewusst, um möglichst selbstverständlich in ihren Schreibfluss tauchen zu können und um bereits vorab zu wissen, wann der Zeitpunkt gekommen ist, daraus wieder aufzutauchen. Bei diesen Ritualen kann es sich um strikte Schreibtage ohne Ausnahme handeln (auch an Weihnachten oder am Geburtstag so wie bei Stephen King), um strikte Schreibzeiten (wie bei Thomas Mann, der immer von acht bis zwölf Uhr schrieb) oder um eine strikte Anzahl von Wörtern (beispielsweise 1000, wie sie sich Patricia Highsmith täglich vorgenommen hatte).

Solche Rituale riechen für Außenstehende oftmals nach freudloser Disziplin. Doch letztlich kann jede und jeder Schreibende nur selbst entscheiden, wo die persönliche Grenze zwischen disziplinierter Routine und achtsamem Ritual verläuft. Denn auch Routine, die mit einer entsprechenden Haltung durchgeführt wird, kann ganz individuell als wohltuendes Ritual empfunden werden.

BALSAM DER REGELMÄSSIGKEIT

Vermutlich haben Sie weder Interesse an strengen Schreibroutinen noch sind Sie in der Lebenssituation, jeden Tag 1000 Wörter schreiben zu wollen oder zu können. Vielleicht haben Sie außerdem das Gefühl, dass Ihre Schreibzeit bereits sehr knapp bemessen ist und Sie nicht zusätzlich noch Zeit mit Ritualen »verschwenden« wollen.

Beim Achtsamen Schreiben ist es vor allen Dingen wichtig, in Kontakt zu unseren Gefühlen, Gedanken und Empfindungen zu sein, um genau zu spüren, wann uns Regelmäßigkeit im Sinne einer freudlosen Routine einengt und wann sie uns als lebendiges Ritual guttut. Wenn wir ein Ritual gefunden haben, das wirklich zu uns passt, dann ist es sinnvoll, dieses regelmäßig auszuführen. Die Zeit, die Sie dafür »opfern«, geht Ihrem Schreiben nicht verloren, sondern kommt ihm zugute, denn Sie werden insgesamt bewusster schreiben. Und die Übergänge in den Schreibfluss hinein und auch wieder heraus werden sich klarer und gleichzeitig sanfter gestalten.

Auf diese Weise kann nach und nach eine Selbstverständlichkeit erwachsen, die uns zu mehr Gelassenheit verhilft.

DIE UNERSCHÖPFLICHKEIT DES RAUNENS

Die drei Rituale, die Sie im Folgenden kennenlernen werden, habe ich bewusst aus sehr unterschiedlichen Bereichen zusammengestellt, um Ihnen die Bandbreite zu verdeutlichen. Das erste Experiment vermittelt eine Schreibmethode, die außerordentlich vielseitig eingesetzt werden kann: das automatische Schreiben. Mit leichten inhaltlichen Unterschieden ist es auch unter dem Namen *free writing* oder *écriture automatique* bekannt. Die Surrealistinnen und Surrealisten praktizierten diese Form der freien Assoziation im Paris der 1920er Jahre als Ausdruck spontaner Kreativität. Das, was André Breton in seinem ersten surrealistischen Manifest 1924 als »Unerschöpflichkeit des Raunens« bezeichnete, war für sie sowohl Methode als auch Kunstform.

Inzwischen wird das automatische Schreiben ganz selbstverständlich nicht nur von professionell Schreibenden als tägliches Ritual praktiziert, sondern auch von Menschen, die privat schreiben. Beispielsweise nach dem Vorbild der *Morning Pages* von Bestseller-Autorin Julia Cameron, die empfiehlt, jeden Morgen möglichst vor dem Aufstehen drei Seiten zu schreiben.

Die klassische Variante des automatischen Schreibens kennt drei zentrale Regeln. Die erste lautet: Sie schreiben mit der Hand. Die zweite: Sie schreiben ohne Unterbrechung. Und die dritte: Sie schreiben genau das, was in diesem Moment von Ihnen geschrieben werden will. Es gibt kein Thema oder irgendeine andere inhaltliche Orientierung oder Vorgabe. Nur die sogenannte Authentizität des Einfalls zählt. Breton schreibt:

»Verlassen Sie sich auf die Unerschöpflichkeit des Wisperns, Raunens und Murmelns in Ihnen! Und wenn dies doch einmal zu verstummen droht, etwa weil Sie über einen Schreibfehler stolpern, oder ein Wort, das Sie schrieben, Ihnen äußerst befremdlich vorkommt, dann schreiben Sie einfach irgendeinen Anfangsbuchstaben, zum Beispiel ein L, gerade immer nur ein L, und stellen die anfängliche Willkürlichkeit dadurch wieder her, dass Sie dieses L dem beliebigen Wort, was Ihnen sogleich in die Feder fließen wird, als Anfangsbuchstaben aufnötigen.«[21]

Das folgende Experiment ist nicht nur eine klassische Übung, die sehr vielseitig einsetzbar ist und auf deren Kraft als Ritual Sie vertrauen können, sondern es trainiert auch alle fünf Dimensionen der Achtsamkeit, vor allem aber folgende drei:

- **Gegenwärtigkeit**, indem es genau das zum Ausdruck bringt, was Sie in diesem jeweiligen Augenblick gerade denken, fühlen und empfinden. Es geht also ganz bewusst nicht darum, zu einem Thema zu assoziieren oder Ideen für etwas zu finden, woran Sie gerade arbeiten.
- **Nicht-Bewerten**, weil das, was Sie schreiben, jenseits von Gut oder Schlecht ist und Grammatik oder Rechtschreibung ebenso unerheblich sind wie sogenannter Sinn.
- **Anfangsgeist**, indem Sie jedes Mal so schreiben, als ob Sie diese Übung noch nie gemacht hätten und ohne die Erwartung, dass es an diesem Tag wieder so fließen wird wie am Tag zuvor.

EXPERIMENT

Automatisches Schreiben

Um die Wirkung dieses Experiments zu spüren, ist es wesentlich, dass Sie es regelmäßig über einen längeren Zeitraum und an möglichst vielen Tagen in der Woche durchführen. Legen Sie vorab fest, wie lange Sie schreiben wollen, und seien Sie dabei ganz ehrlich zu sich, was realisierbar ist. Beginnen Sie beispielsweise mit fünf Minuten täglich und hören danach auch tatsächlich auf, selbst wenn Sie an manchen Tagen länger schreiben könnten. Halten Sie sich eine Woche lang an Ihre zeitliche Vorgabe und erhöhen oder verringern Sie die Minutenzahl für die kommende Woche. Stellen Sie entsprechend einen Timer, damit Sie während der Übung nicht die Uhr im Blick haben müssen. Nun schreiben Sie mit der Hand und ohne Unterbrechung das, was Ihnen aus dem Stift fließt.

Sie können den Aspekt des Rituals noch dadurch unterstützen, dass Sie die Übung möglichst zur selben Tageszeit durchführen.

VARIANTE » Schreiben Sie mit geschlossenen Augen (beispielsweise auf einen quer gelegten Zeichenblock) und kümmern Sie sich nicht darum, ob Sie das Geschriebene später lesen können. Auf diese Weise sind Sie noch stärker mit Ihren Gedanken und inneren Bildern sowie der Körperlichkeit des Schreibens verbunden.

DER SINN SINNLOSEN SCHREIBENS

Ein wesentlicher Aspekt von Ritualen ist Regelmäßigkeit und Wiederholung. Wiederholung unterstützt unser Gehirn dabei, neue Synapsen zu bilden und Ungewohntes in Gewohntes zu verwandeln. Wiederholung hat außerdem noch einen weiteren Effekt: Wir machen uns den Reiz-Reaktions-Automatismus hier im Sinne der Achtsamkeit positiv zunutze:

Während es uns normalerweise sehr schwer fällt, etwas zu schreiben, was wir als nicht sinnvoll bewerten, gelingt es uns im Zusammenhang mit dem automatischen Schreiben wesentlich besser, das Konzept »Sinn« loszulassen. Warum? Dadurch, dass wir es als regelmäßiges Schreibritual durchführen, löst der Reiz (= Beginn des Rituals) eine andere Reaktion, sprich: Schreibhandlung, aus als normalerweise. Wir lösen uns innerlich vom Konzept »Sinn« und können entsprechend freier schreiben.

Apropos »Sinn«: Sie kennen sicherlich die sogenannten Sinnsprüche, eingängig formulierte Lebensweisheiten, die uns inspirieren und zum Nachdenken anregen können, wenn sie uns ansprechen. Früher haben wir sie als gesammelte Zitate in Abreißkalendern oder in Form von Aphorismen in Büchern gelesen, heute gibt es sie vorzugsweise auf Aufstellkalendern und Postkarten oder wir können sie als täglichen Zitat-Newsletter abonnieren und sie gleich als Erstes morgens lesen, wenn wir aufgestanden sind oder wenn wir an unserem Arbeitsplatz ankommen und unseren Rechner hochfahren. Auch das ist ein kleines Ritual, das uns auf unseren (Arbeits-)Tag einstimmen kann.

Das Konzept des Achtsamen Schreibens bezieht sich nicht nur auf den Akt des Schreibens selbst, sondern auch auf das Zusammenspiel von Körper, Geist und Seele. Je differenzierter Sie dieses individuelle Zusammenspiel kennen, desto klarer und gelassener können Sie schreiben und desto mehr bleibt Ihr Schreiben im Fluss.

Das dritte Experiment lenkt Ihre Aufmerksamkeit auf genau dieses Zusammenspiel.

EXPERIMENT

Die Achtsamkeitskarten

Sammeln Sie Sätze, Sprüche, Losungen oder Affirmationen, die Ihr Achtsames Schreiben inspirieren und motivieren. Dabei kann es sich um Zitate aus Ihren Lieblingsbüchern, aus Kalendern oder entsprechenden Zusammenstellungen aus dem Internet handeln. Vielleicht sind es aber auch Zitate Ihrer Kinder oder Enkelkinder. Und selbstverständlich können Sie sich selbst kleine Texte, Gedichte oder auch Mantras formulieren. Alles, was Sie tatsächlich unterstützt, ist passend. Vielleicht wollen Sie die Texte auch mit Zeichnungen kombinieren.

Ziehen Sie vor jeder Schreibsession entweder eine Karte per Zufall oder aber wählen Sie ganz gezielt für Ihre jeweilige Schreibsituation eine bestimmte Karte aus. Sie können auch auf Fotos schreiben und diese in einem Wechselrahmen auf Ihren Schreibplatz stellen. Wählen Sie für die Karten Material, Farbe und Größe ganz nach Ihrem Geschmack, damit Sie auch haptisch Freude an ihnen haben. Im Laufe der Zeit kann auf diese Weise eine inspirierende Sammlung entstehen, die Sie vielleicht in einem besonderen Kästchen aufbewahren wollen.

AUSGLEICH ZUR KOPFLASTIGKEIT

Körperliche Betätigung als bewusster Ausgleich zur »Kopflastigkeit« des Schreibens ist für viele Autorinnen und Autoren zu einem wesentlichen Ritual geworden. So unterbrach Kurt Vonnegut sein Schreiben häufig durch klassische Sit-ups neben seinem Schreibtisch, John Irving liebte das Ringen als Ausgleich und Martin Walser schwimmt so oft wie möglich in seinem geliebten Bodensee: *»Für mich ist der See, das Wasser, Schwimmen das Wichtigste. Weil das Schreiben verkrampft, muss man etwas haben, mit dem man sich löst.«*[22]

Der japanische Autor Haruki Murakami hat sogar ein Buch über seine Erfahrungen mit der Kombination von Schreiben und Laufen geschrieben[23]. Er erzählt darin, wie er in intensiven Schreibphasen diese seine zwei Leidenschaften miteinander verbindet: Morgens steht er um vier Uhr auf und schreibt für fünf oder sechs Stunden. Nachmittags läuft er dann zehn Kilometer oder schwimmt 1,5 Kilometer und um 21 Uhr geht er schlafen. Der Sport inspiriert ihn und verleiht ihm Kraft, Durchhaltevermögen und mentale Stärke für sein Schreiben, weshalb er davon überzeugt ist, dass körperliche Kraft für das Schreiben ebenso notwendig ist wie künstlerische Sensibilität.

Bei dieser Überzeugung setzt das folgende Experiment an. Es will nochmals verdeutlichen, dass sich Achtsames Schreiben nicht ausschließlich auf den konkreten Akt des Schreibens bezieht, sondern auch darauf, möglichst gute Voraussetzungen für unser Schreiben zu schaffen, um zu ermöglichen, dass unser Schreiben im Fluss bleibt. Das Experiment lässt Sie im Laufe der Zeit immer sensibler werden für die körperlichen, gedanklichen und emotionalen Auswirkungen, die sportliche Betätigung auf Ihr Schreiben hat. Entsprechend können Sie dieses Zusammenspiel gezielt für Ihr Schreiben nutzen.

EXPERIMENT

Die Sit-ups der Achtsamkeit

Der Begriff »Sit-up« steht hier stellvertretend für die körperliche Betätigung, die Sie sich in Kombination mit Ihrem Schreiben aussuchen. Wählen Sie nach Vorliebe, nach körperlichen, örtlichen und zeitlichen Möglichkeiten: Nordic Walking, Yoga in der Gruppe oder zu Hause mit Anleitung, Treppensteigen oder tatsächlich die klassischen Sit-ups direkt neben Ihrem Schreibtisch – alles ist gut, was zu Ihnen passt, und vor allem, was Sie tatsächlich umsetzen können. Vermeiden Sie ungesunde schweißtreibende Tätigkeiten.

Es geht zwar darum, durchaus ins Schwitzen zu kommen, allerdings in passender Balance zwischen Überforderung und Unterforderung. Notieren Sie in Ihr Achtsamkeitsjournal, welche Auswirkungen dieses Experiment auf Ihr Schreiben hat und wie sich diese Auswirkungen konkret bemerkbar machen. Verfolgen Sie dieses Zusammenspiel zwischen Körper, Geist und Seele über einen längeren Zeitraum, idealerweise weit über die Lektüre dieses Buches hinaus.

Rituale fördern Achtsames Schreiben also auf mehreren Ebenen. Wir können sie ganz gezielt als kleine Anker der Achtsamkeit einsetzen im sich ständig verändernden Fluss des Schreibens. Auf tieferer Ebene aber sind sie Zeichen der Wertschätzung uns selbst und unserem Schreiben gegenüber und entfalten auf diese Weise ihre heilsame Kraft.

VOM ATEMRHYTHMUS ZUM SCHREIBRHYTHMUS

Die Atemmeditation, also die bewusste Lenkung der Aufmerksamkeit auf unseren Atem, ist eine zentrale Achtsamkeitspraxis. Wir trainieren dabei die Dimension der Gegenwärtigkeit, da wir nur im Hier und Jetzt atmen können. Wir können zwar die Luft für eine gewisse Zeit anhalten, aber wir können keinen Atem für die Zukunft ansparen oder tiefes Atmen nachholen, falls wir in der Vergangenheit zu flach geatmet haben. Falls Ihnen der Begriff »Meditation« zu hochgegriffen vorkommen sollte, nennen Sie es einfach Kontemplation oder Atemtraining.

ATMEN UND SCHREIBEN

Es gibt viele Verbindungen zwischen atmen und schreiben, was bereits auf sprachlicher Ebene deutlich wird. Man spricht vom Atemfluss und vom Schreibfluss. Der Atem kann ebenso wie das Schreiben fließen oder aber stocken. Beides hat einen bestimmten Rhythmus und beides besteht aus verschiedenen Phasen. Es gibt das Einatmen, bei dem wir uns mit frischem Sauerstoff versorgen, und es gibt die literarische Inspiration, die uns ebenfalls mit neuem Stoff, beispielsweise für Geschichten, versorgt. Und manchmal haben wir vielleicht sogar das Gefühl, dass wir das Schreiben so sehr brauchen wie die Luft zum Atmen.

Die Übungen, die Sie hier finden, bieten Ihnen sowohl Luft zum Atmen als auch zum Schreiben. Sie sind angelegt als ein Raum zum Experimentieren, in welchem Sie herausfinden können, wie Schreiben und Atmen ganz individuell bei Ihnen zusammenhängen. Es spielt dabei keine Rolle, ob Sie bereits Meditationserfahrung haben. Wir alle beginnen mit unserer Praxis immer an dem Punkt, an welchem wir uns gerade befinden. Wichtig ist lediglich auch hier, dass Sie sich weder überfordern noch unterfordern.

EXPERIMENT

Der Atempool

Dieses Experiment besteht aus der Abfolge Atemmeditation-Schreiben-Atemmeditation. Für den Schreibteil können Sie nach Belieben wählen, was oder woran Sie schreiben wollen, und Sie können selbstverständlich auch ohne jegliche Vorgabe spontan schreiben.

Wenn Sie sich für eine dieser Optionen sowie für eine der auf der gegenüberliegenden Seite aufgeführten Meditationen entschieden haben, suchen Sie sich einen möglichst ruhigen Ort, an dem Sie eine Weile ungestört sind, und legen Ihre Schreibmaterialien bereit.

Setzen Sie sich auf einen Stuhl oder ein Sitzkissen in einer aufrechten und gleichzeitig entspannten Position. Achten Sie darauf, dass Sie frei atmen können, und senken Sie Ihr Kinn ein wenig Richtung Brust, damit auch Ihr Nacken entspannt ist. Schließen Sie die Augen, wenn Sie mögen, und versuchen Sie, Ihre gewählte Meditation möglichst präsent und entspannt durchzuführen. Wenn Sie bemerken, dass Ihre Gedanken abschweifen, nehmen Sie dies wahr und kehren Sie sanft, aber bestimmt zu Ihrem Atem zurück, ohne sich innerlich zu rügen. Abschweifen ist natürlicher Bestandteil der Praxis.

Führen Sie die Atemmeditation so lange durch, wie es für Sie stimmig ist. Schreiben Sie direkt im Anschluss an die Meditation, ebenfalls so lange wie es für Sie passt. Sie können dafür selbstverständlich Ihre Sitzposition verändern. Planen Sie insgesamt genügend Zeit ein, damit Sie zum Abschluss die Atemmeditation ein zweites Mal durchführen können.

Experimentieren Sie immer wieder mit unterschiedlichen Kombinationen und halten Sie Ihre Erfahrungen im Achtsamkeitsjournal fest.

Ihr Atempool, aus dem Sie wählen können:

»Bitte Ruhe bewahren!«: Diese Variante ist der Klassiker unter den Atemmeditationen. Lassen Sie Ihren Körper auf ganz natürliche Weise atmen. Nehmen Sie wahr, wo Sie den Atem besonders spüren: an der Nase, im Bauch- oder im Brustraum. Nehmen Sie auch die einzelnen Phasen des Atmens wahr und beobachten Sie, ob sich Ihr Atem allein durch diese Aufmerksamkeitslenkung auf die eine oder andere Weise verändert und ob bestimmte Gedanken oder Gefühle mit Ihren Wahrnehmungen verbunden sind, beispielsweise ein Gefühl der Enge oder Weite.

ON/OFF: Bei dieser Variante lenken Sie Ihre Aufmerksamkeit auf den Aspekt des Ein- und Ausatmens, indem Sie beide Phasen mit einfachen Worten still für sich etikettieren, wie man im Achtsamkeitskontext sagt. Sprechen Sie etwa beim Einatmen das Wort EIN oder ON oder AUFNEHMEN und beim Ausatmen das Wort AUS oder OFF oder LOSLASSEN. Selbstverständlich können Sie auch andere Wörter wählen, die zu Ihnen und zur aktuellen Situation passen. Spüren Sie der Wirkung dieser Wörter nach.

»Ich zähle jetzt bis zehn!«: Auch bei dieser Variante sprechen Sie innerlich mit. Dieses Mal die Zahlen eins bis zehn. Beim ersten Einatmen beginnen Sie mit »Einatmen … 1 …«, »Ausatmen … 1 …«, fahren dann fort mit »Einatmen … 2 …«, »Ausatmen … 2 …« und so weiter. Nach der Zehn beginnen Sie wieder von vorn. Auch dann, wenn Sie merken, dass Sie mit den Gedanken abschweifen.

RAUM DER INSPIRATION UND INKUBATION

Zusätzlich zu diesem kleinen Pool aus drei klassischen Formen der Atemmeditation möchte ich Ihnen zum Abschluss dieses Kapitels noch eine weitere vorstellen: die Variante »Pause machen nicht vergessen!« Die Pause als drittes Element der Atmung nehmen wir meist weniger bewusst wahr als die beiden anderen Elemente Einatmen und Ausatmen. Doch gerade der Aspekt der Pause birgt besondere Qualitäten in sich.

»Auch die Pause gehört zur Musik.«
(Stefan Zweig)[24]

Die Pause ist, wie Stefan Zweig ganz richtig sagt, Teil der Gesamtkomposition und insofern wesentliches Gestaltungselement eines Musikstücks. Dasselbe trifft auf Texte zu, lediglich mit dem Unterschied, dass wir keine sichtbaren Pausenzeichen zwischen die Wörter schreiben, sondern indirekt zum Innehalten einbauen. Wir arbeiten mit Leerzeilen in Texten, Auslassungspunkten zwischen Wörtern oder luftigen Beschreibungen, die ein Durchhecheln beim Lesen verhindern und stattdessen Raum für innere Bilder und Assoziationen schaffen. Eine Sonderform des Innehaltens und Ruhens in der Musik ist die Fermate. Sie wird auch Aushaltezeichen genannt, und manchmal ist es tatsächlich nicht einfach, lange Ruhezeiten »auszuhalten«.

Beispielsweise wenn es sich um eine Ruhepause im Sinne der Inkubation handelt. Inkubation ist eine klassische Phase im kreativen Prozess. Ein Ruhe- und Pausenzustand, in dem unser Gehirn sich tendenziell im kreativitätsfördernden Alphawellenzustand befindet. Ein Zustand aber auch, in dem es darum geht, gelassen und vertrauensvoll warten zu können, bis ein Text gereift ist oder bis wir ihn nach dieser Ruhepause erneut lesen werden.

DIE FREUDE VOR DEM WEIßEN BLATT

Sie können sich Pausen auch als eine Art leeren Raum vorstellen, der im achtsamen Zustand kein Gefühl der Verlorenheit, keine Unruhe oder Desorientierung auslöst. Stattdessen empfinden wir große Freiheit, ihn schreibend zu gestalten und ihn mit unseren Ideen und Fantasien auszustatten. Achtsame Aufmerksamkeit auf die Qualität dieser Leere hilft auch ganz konkret gegen die sprichwörtliche Angst vor dem weißen leeren Blatt Papier. Wir sind stattdessen neugierig, was sich auf diesem Blatt zeigen wird, im Vertrauen darauf, dass dies zum passenden Zeitpunkt und auf die passende Art und Weise geschehen wird.

Mit dem folgenden Experiment können Sie sich voll und ganz der Qualität von Pausen hingeben.

EXPERIMENT

»Pause machen nicht vergessen!«

Atmen Sie zunächst wie bei der Klassikervariante »Bitte Ruhe bewahren!« aus dem letzten Experiment in Ihrem natürlichen Rhythmus und lenken Sie nach und nach Ihre Aufmerksamkeit immer mehr auf die Pause zwischen dem Ein- und Ausatmen. Atmen Sie dabei tief und entspannt und versuchen Sie, Ihre Schultern, Ihr Gesicht und die gesamte Kieferregion locker zu lassen. Verbinden Sie sich nach und nach immer mehr mit jeder einzelnen Atempause. Wie fühlt sie sich an, wann ist sie angenehm, wann unangenehm? Versuchen Sie sich vorzustellen, dass diese Pause nicht nur eine Zeit ist, in der nichts passiert, sondern dass sie eine spezifische Qualität hat. Wie würden Sie diese beschreiben? Experimentieren Sie mit unterschiedlichen Pausenlängen, so wie es Ihnen guttut und entscheiden Sie je nach Bedürfnis jedes Mal aufs Neue, ob Sie diese Atemübung mit Ihrem Schreiben verbinden wollen oder nicht.

EIN ORT DES SEINS

»Übe das Nicht-Tun, so kommt alles in Ordnung«, sagte einst der chinesische Weise Laozi.[25] Im Achtsamkeitskontext spricht man vom Tun-Zustand und vom Sein-Zustand. Meditation im Allgemeinen und die Aufmerksamkeitslenkung auf die Atempause im Besonderen unterstützt uns darin, aus dem Tun-Modus in den Sein-Modus zu wechseln. Aus dem Hamsterrad ins Rad der Achtsamkeit. In der Pause haben wir die Möglichkeit des Innehaltens, Innewerdens und Bewusstwerdens dessen, was ist: in unseren Gedanken, Gefühlen und Empfindungen. Nicht-Tun im achtsamen Sinn bedeutet nicht Untätigkeit. Und die bewusste und achtsam getroffene Entscheidung, nicht zu handeln, bedeutet, Vertrauen zu haben, dass sich die Dinge des Schreibens stimmig entwickeln werden, wenn wir ihnen Zeit und Raum dafür geben. Dies kann beispielsweise die kreative Phase der Inkubation sein, in der sich Ideen, Fantasien, Ansätze neu bilden, weiterentwickeln und ordnen können. Alles kommt in Ordnung: Das bedeutet auch, dass alles seinen Platz finden wird und bereits gefunden hat – im Hier und Jetzt. In unserem Atem ebenso wie in unseren Texten. In unserem Atemfluss ebenso wie in unserem Schreibfluss.

ENTSCHLEUNIGUNG, DISZIPLIN & MITGEFÜHL MIT SICH SELBST

»Der Schreibweg ist das Ziel.«

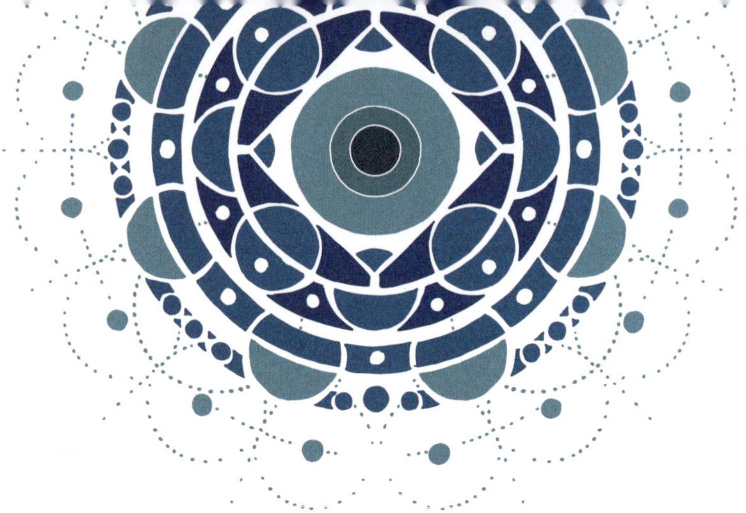

WIE SIE BEI WIDERSTÄNDEN *GELASSEN BLEIBEN*

Im Laufe unseres Schreibens wird vermutlich früher oder später die Situation auftreten, dass wir uns nicht mehr im Schreibfluss fühlen. Diese Erfahrung machen wir ganz unabhängig davon, ob wir erst vor Kurzem mit dem Schreiben begonnen haben oder ob wir dies bereits seit Langem tun. Wir haben das Gefühl, aus dem Fluss unseres Schreibens herauskatapultiert und an Land gespült worden zu sein. Unser Körper fühlt sich unendlich schwer an, unsere Hand wie gelähmt – unfähig, einen Stift zu führen oder im flinken Lauf über die Tastatur zu gleiten. Wir haben das Gefühl, uns nie wieder zurück in den Fluss schleppen zu können, und möglicherweise ist dieser auch weit und breit nicht mehr zu sehen. Wo gerade noch Wasser war, ist jetzt ein trockenes Flussbett. Und auch unsere Fähigkeit zu schreiben scheint für immer ausgetrocknet. Kurz, in uns, um uns oder um uns herum: Widerstand.

In der Vipassana-Tradition[26] der Achtsamkeitspraxis spricht man von fünf klassischen Widerständen, die uns die Praxis der Achtsamkeit erschweren können: was mich abstößt, was mich anzieht, Schläfrigkeit, Rastlosigkeit und Zweifel. Lassen Sie uns diese fünf verschiedenen Phänomene auf die Praxis des Achtsamen Schreibens übertragen.

- **Was mich abstößt:** Dies kann meine Schreibumgebung sein, die zu laut, zu unruhig oder aber beängstigend still ist. Das kann gefühlter Zeitdruck sein, eine Deadline, die mich lähmt. Ein literarisches Thema, das mich aufwühlt, oder eine bestimmte Passage, die meinem Empfinden nach immer schlechter wird, je länger ich an ihr arbeite. Meine Stimmung, die mich gefangen hält, kann mich vom Schreiben abhalten und nicht zuletzt auch Sorgen oder Schwierigkeiten in meinem Alltag oder meinem Beruf.
- **Was mich anzieht:** Auch das, was mich anzieht, kann mich behindern. Dadurch nämlich, dass ich mich auf dieses Angenehme ebenso fixiere wie auf das Unangenehme, das mich abstößt. Etwa auf die wunderbare Abendstimmung im Garten, die ich unbedingt zum Schreiben nutzen will und die dann bereits nach 15 Minuten beendet ist, weil ein Gewitter aufzieht. Oder meine Euphorie, dass mein Schreiben heute sicherlich wieder genauso gut laufen wird wie gestern, und die Enttäuschung, wenn dies nicht der Fall ist.
- **Schläfrigkeit:** Dieses uns allen vertraute Gefühl birgt die Gefahr zu glauben, dass wir in diesem Zustand schlechter, kaum oder gar nicht schreiben können und dass wir letztlich nur in einem wachen, konzentrierten Zustand tatsächlich schreiben können.
- **Rastlosigkeit:** Dieses Phänomen kann sich auf allen drei Wahrnehmungsebenen zeigen, auf der Ebene unserer Gedanken, unserer Gefühle und unserer Empfindungen. In Form des bekannten *monkey minds*, unserer Gedankenaffen, der keine Schreibruhe gibt. In Form eines emotionalen Aufgewühltseins, das uns so durcheinanderbringt, dass Schreiben nicht möglich scheint. Oder in Form von körperlicher Unruhe und der Überzeugung, keine Minute (länger) ruhig sitzen und schreiben zu können.
- **Zweifel:** Wir zweifeln daran, ob unsere Entscheidung, einen Roman zu schreiben, umsetzbar ist. Wir bezweifeln, dass wir jemals einen Erzählton finden werden, der zum Inhalt unserer Geschichte passt,

und wir bezweifeln, dass unsere autobiografischen Kurzgeschichten irgendjemanden interessieren könnten. Wir zweifeln an unserem Schreibtalent und vielleicht sogar am Sinn unseres Schreibens als solches.

An diesen Beispielen wird deutlich, dass sich Phänomene des Widerstands in einer Bandbreite von kurzfristigen Irritationen über mittelfristige Hemmungen bis hin zu nachhaltigen Störungen und manifesten Schreibblockaden zeigen können. Blockaden, die unsere Gedanken, Gefühle und körperlichen Empfindungen besetzen und die in einen Zustand münden können, den ich als literarisches Burn-out bezeichne.

Widerstände sind subjektiv. Eine Schreibsituation, die für den einen akzeptabel ist, kann bei der anderen heftigsten Widerstand auslösen. Auch die inneren Bilder, die sich mit Widerständen verbinden, sind höchst individuell. Von Bildern der Erstarrung und Bewegungslosigkeit bis hin zu Bildern des Taumelns und der Haltlosigkeit.

Oftmals fühlt es sich so an, als kämen Widerstände aus heiterem Himmel, doch in den allermeisten Fällen haben sie sich bereits seit Längerem entwickelt und ihr Ursprung liegt nicht in den momentanen äußeren Schreibumständen oder der aktuellen Stimmung, sondern wesentlich tiefer. Auf unserem Schreibweg zur manifesten Schreibblockade haben wir möglicherweise einige warnende Zeichen nicht wahrgenommen, nicht ernst genommen oder aber (unbewusst) kleingeredet. Zum Beispiel, weil wir die Schreibdinge anders haben wollten, als sie gerade waren.

Im Sinne des Achtsamen Schreibens ist es entscheidend, diese ersten Zeichen des Unbehagens und der Irritation wahrzunehmen. Auf diese Weise lässt sich meist verhindern, dass das Rad der Achtsamkeit im Widerstandsbeton steckenbleibt oder sich immer schneller dreht und zum Hamsterrad wird.

ENTTÄUSCHTE ERWARTUNGEN

Am Anfang der Entwicklung hin zu einem Widerstand stehen häufig enttäuschte Erwartungen, die als solche nicht wahrgenommen wurden und somit nicht reflektiert werden konnten. Am Beispiel einer weit verbreiteten Erwartung möchte ich eine mögliche Entwicklung zeigen, die letztlich zu einer solchen Schreibblockade führen kann. Dabei handelt es sich um eine Erwartung, die speziell bei Schreibneulingen häufig besteht: die Erwartung, dass Schreiben als solches eine grundsätzlich freudvolle Tätigkeit ist. Wenn sich diese Erwartung im konkreten Schreiben nicht (mehr) erfüllt, kann sich aus der Freude nach und nach Frustration entwickeln. Zusätzlich entsteht möglicherweise Widerstand gegen eben dieses Gefühl der Frustration und schließlich gegen sich selbst, etwa weil man von sich enttäuscht ist oder sich für nicht talentiert hält. Schließlich kann sich der Widerstand gegen das Schreiben selbst richten, das offensichtlich doch nicht so freudvoll zu sein scheint, wie man gedacht hat. Man empfindet es entsprechend nicht mehr als attraktiv, beendet das »Projekt Schreiben« und fühlt sich in dieser Entscheidung bestätigt, weil das Gefühl des Widerstands sich damit aufgelöst hat. Die Folge: Die Sehnsucht nach kreativer Freude muss sich nun ein anderes Feld suchen, obwohl die Ursache für die verschiedenen Widerstände gar nicht im Schreiben selbst liegt, sondern in nicht reflektierten Erwartungen.

Das Entscheidende: Je mehr wir unsere Erwartung loslassen, dass Schreiben immer Freude machen muss, umso mehr Freude wird uns das Schreiben vermutlich machen. Denn die Freude ist dann nicht ausschließlich an Aspekte wie Inspiration, gutes Vorankommen oder die Erfüllung von Erwartungen geknüpft, sondern verbindet sich auf einer tieferen Ebene mit der Freude an den unterschiedlichen Qualitäten unseres Schreibflusses, am Prozess des Schreibens selbst sowie an unserer Entwicklung als Schreibpersönlichkeit.

Suzuki Shunryu schreibt in seinem Klassiker »Zen-Geist. Anfänger-Geist.«[27], dass es ein Fehler sei, um der Freude willen zu üben. Die Praxis des Übens sollte nicht an Freudegefühle gekoppelt sein. *»Ihr solltet also dankbar sein für ein Zeichen oder ein Warnsignal, das euch den Schwachpunkt eurer Praxis zeigt.«* Er schreibt weiter, dass man oftmals idealistisch ambitioniert und motiviert starte. Man habe die Vorstellung, etwas Bestimmtes erreichen zu wollen. Zu praktizieren bedeute aber schlicht zu praktizieren, nicht etwas Bestimmtes zu erreichen oder Freude dabei zu haben.

Naturgemäß wünschen wir uns Freude beim Schreiben. Doch Freude zeigt sich manchmal auf eine unerwartete Art und Weise. *»Nicht zu bekommen, was man will, ist manchmal ein großes Glück«*, hat der Dalai Lama einmal gesagt. Auch ein großes Schreibglück.

EINE ACHTSAME HERAUSFORDERUNG

Meiner Erfahrung nach ist der Aspekt Widerstände im Kontext des Achtsamen Schreibens sehr bedeutsam. Sie wirken sich naturgemäß auf die Qualität unseres Schreibflusses aus und sind eine ganz besondere Herausforderung für unsere Achtsamkeitspraxis. Sie wahrzunehmen kann irritierend sein. Sie nicht als etwas Negatives zu bewerten scheint paradox und sich nicht mit ihnen zu identifizieren fast unmöglich. Unser Anfangsgeist scheitert in einem solchen Zustand an fehlender spielerischer Leichtigkeit, und Mitgefühl mit uns selbst scheitert an all den wertenden und mahnenden Stimmen, die uns mit erhobenem Zeigefinger oftmals noch zusätzlich für den Zustand bestrafen, in welchem wir uns befinden. Entsprechend konfrontiert uns Widerstand auf intensive Weise auch mit unserer Schreibpersönlichkeit und mit dem Selbstbild, das wir von uns haben. Möglicherweise merken wir, dass wir nicht so souverän schreiben, wie wir dachten. Wir merken, dass wir nicht so unabhängig von der Meinung anderer sind, wie wir uns das wünschen, und nicht so flexibel, was die Schreibbedingungen betrifft, unter denen wir schreiben.

DIE GLOCKE DER ACHTSAMKEIT

So sind Widerstände umgekehrt ein wunderbares Trainingsfeld für Achtsamkeit. Sie geben uns Hinweise darauf, dass etwas nicht stimmig ist.

Sie sind eine Art Glocke der Achtsamkeit. Zugegeben, diese Glocke hört sich eher wie eine Alarmglocke an als wie eine Klangschale. Aber den Klang einer Klangschale würden wir in einem solchen Zustand vermutlich gar nicht mehr hören. Die Alarmglocke hingegen erfüllt einen wichtigen Zweck: Sie erinnert uns daran, achtsamer hinzusehen, hinzuhören, hinzuspüren und unseren Widerständen auf den Grund zu gehen. Und sie erinnert uns an die Möglichkeit, Abstand zu nehmen von der verbissenen Arbeit an einem Text (und diesen erst einmal ruhen zu lassen) oder von der permanenten Suche nach einem Haar in der Textsuppe (und dieses mögliche Haar ganz einfach zu akzeptieren).

DIE STÜRMISCHE SEE DES SCHREIBENS

»Das Meer ist entweder ruhig oder stürmisch.
Will man eine ruhige See, so kann man sie nicht bekommen,
indem man die stürmische See verdrängt.«
(Thich Nhat Hanh)

Die erste Reaktion auf unsere innere Alarmglocke ist es, überhaupt wahrzunehmen, dass wir uns im Zustand eines Widerstands befinden. Auch wenn wir noch gar nicht wissen, was der Grund dafür ist. Wir müssen diesen Zustand des Widerstands, die stürmische See akzeptieren. Wie wir hierfür die beruhigende Wirkung der Entschleunigung nutzen können, erfahren Sie im ersten Teil dieses Kapitels. Anschließend ist es wichtig, eine Entscheidung über das weitere Vorgehen zu treffen. Hierbei kann uns das Geschenk der Disziplin eine wertvolle Hilfe sein. Darüber werden Sie im zweiten Teil lesen. Und schließlich geht es darum, uns im Tumult des Widerstands mit Selbstmitgefühl zu begegnen – der Fokus des dritten Teils.

Der indische Mystiker Kabir sagte vor circa 500 Jahren: *»Dort, wo du bist, da ist der Ausgangspunkt.«*

Das gilt auch für Widerstände. Ob wir wollen oder nicht: Wir befinden uns da, wo wir uns befinden. Nicht im Fluss des Schreibens, sondern auf dem Trockenen. Konfrontiert mit einem Widerstand. Und genau hier ist der Ausgangspunkt für unseren weiteren Schreibweg. Der Ausgangspunkt für Wandel.

ALLES FLIEßT

Das Prinzip des Werdens und des Wandels ist das, was der griechische Philosoph Heraklit in seiner Flusslehre beschrieb und was Platon in der berühmten Aussage *panta rhei,* »Alles fließt«, zusammenfasste. Alles fließt bedeutet ewiger Wandel. Doch gerade im Widerstand haben wir das Gefühl, dass eben nichts wird und auch nicht alles fließt. So kann uns die achtsame Haltung des *panta rhei* darin unterstützen, Wandel als Grundprinzip des Lebens und des Schreibens anzuerkennen. Dann können wir auch unseren Widerständen mit größerer Gelassenheit begegnen und anerkennen, dass sich flüssiges Schreiben in Widerstand wandeln kann und sich dieser wiederum in Fluss wandeln wird. Voraussetzung dafür ist, dass ich mich nicht mit diesem Widerstand identifiziere: Ich bin nicht der Widerstand. Ich bin lediglich jemand, der Gefühle, Gedanken und Empfindungen des Widerstands wahrnimmt.

Widerstände sind also integraler Bestandteil unserer achtsamen Schreibpraxis. Sie sind nicht etwas, das eigentlich nicht auftreten sollte. Die Art und Weise, wie wir mit ihnen umgehen, ist ein wichtiges Charakteristikum unseres Schreibens und somit auch unserer Schreibpersönlichkeit. Widerstände können unsere Achtsamkeitshelfer sein, indem sie uns dazu ermutigen, genau hinzusehen, was momentan nicht im Fluss ist.

Und Widerstände dürfen sich wandeln: beispielsweise durch Entschleunigung, durch Disziplin und durch Mitgefühl mit uns selbst.

Bei Widerständen gelassen zu bleiben bedeutet letztlich also auch, diese als das willkommen zu heißen, was sie sind: als eine Möglichkeit, uns dem natürlichen Prinzip des Wandels hinzugeben und ihm zu vertrauen. Der Schreibweg ist das Ziel.

DIE BERUHIGENDE WIRKUNG DER ENTSCHLEUNIGUNG

Was glauben Sie, wie oft Sie in Ihrem Leben schon die Aufforderung »Beeil dich!« gehört haben? Vor allem, als wir Kinder waren, haben Erwachsene diesen Appell oftmals an uns gerichet. Aber auch am Arbeitsplatz und in unserer Freizeit vernehmen wir ihn – ausgesprochen oder unausgesprochen – und haben ihn im Laufe der Jahre möglicherweise verinnerlicht.

Der Antreiber *»Beeil dich!«* fordert uns zum Multitasking auf. Und vielleicht bringt er uns auch dazu, unser Bedürfnis zu schreiben ebenfalls schnell, schnell, hopp, hopp in unser bereits sehr ausgefülltes Alltagsleben zu quetschen.

»Beeil dich!« geht oft einher mit *»Streng dich an!«* Im Zustand eines Widerstands bedeutet das, dass wir weitermachen wie bisher, lediglich schneller, verbissener und mit noch größerer Anstrengung. Diese Haltung führt meist in eine Sackgasse, denn sie geht davon aus, dass der Weg, der zum Widerstand führte, im Grunde der richtige war und wir uns lediglich noch nicht genügend beeilt und angestrengt haben, um unser Schreibziel zu erreichen beziehungsweise den Widerstand zu brechen. Im Kontext der Achtsamkeit geht es jedoch nicht um martialische Aktionen wie »brechen« oder »im Keim ersticken« oder »aus dem Weg räumen«. Es geht vielmehr darum wahrzunehmen, was ist. Es geht darum, Tempo aus der rasanten Widerstandsbewegung zu nehmen. Es geht um Entschleunigung.

DAS HAMSTERRAD DES WIDERSTANDS

Ebenso wie der Begriff der Achtsamkeit ist auch der Begriff der Entschleunigung ein Modewort. Das muss uns nicht stören. Moden kommen und gehen. Wichtiger ist es, das Wesen und den Sinn dieses Wortes zu verstehen, um ihn im Kontext des Achtsamen Schreibens fruchtbar zu machen. Entschleunigung bedeutet nicht, alles möglichst langsam zu tun. Das Langsame an sich ist weder besser noch schlechter. Es geht vielmehr darum, unser äußeres und inneres Tempo so weit zu reduzieren, dass wir differenziert wahrnehmen können, was uns gerade widerständisch sein lässt.

Sie erinnern sich vielleicht an das Rad der Achtsamkeit aus dem ersten Kapitel. Wenn wir in einem Widerstand gefangen sind, hat sich das Rad der Achtsamkeit in ein Hamsterrad des Widerstands verwandelt, ein Rad, das sich immer schneller dreht, je mehr wir versuchen, uns noch mehr zu beeilen und uns noch mehr anzustrengen. Entschleunigung unterstützt uns darin, aus der Position der Radmitte heraus unsere Aufmerksamkeit gezielt auf unsere Gedanken, Gefühle und Empfindungen zu lenken, um wahrzunehmen, was unseren Widerstand ausmacht.

WENN DU ES EILIG HAST, DANN SCHREIBE LANGSAM

Entschleunigung ist wie die kleine Schwester der Pause. Wie bei der Pause weitet sich bei der Entschleunigung der Raum zwischen Reiz und Reaktion. Manchmal kann sich aus einer Entschleunigung auch eine Pause entwickeln. Ein solches langsames Abbremsen zur Pause hin fühlt sich dann meist natürlicher an, als wenn wir aus hoher Geschwindigkeit eine Schreibvollbremsung machen. Angespanntes darf sich entspannen, unser Blick auf die widerständische Situation wird klarer und wir können gelassener dem ins Auge blicken, was ist: dem Widerstand.

Widerstand ist dabei lediglich ein Begriff, der stellvertretend für konkrete Phänomene mit konkreten Auslösern steht. Achtsame Wahrnehmung bedeutet, aus dem Hamsterrad herauszutreten und diese konkreten Phänomene und Auslöser aus der Position des inneren Beobachters und der inneren Beobachterin heraus wahrzunehmen und anzunehmen, ohne uns mit ihnen zu identifizieren. Auf diese Weise können wir erkennen, wie sich unser Schreibweg weiterentwickeln sollte, wir können Entscheidungen treffen und konsequent handeln. Entschleunigung ist eine konkrete Möglichkeit, dem Tempo des Hamsterrads zu entgehen und die Grundlage zu schaffen für entspannteres Schreiben.

Übrigens: Ein Hamster ist in dieser Hinsicht achtsamer als wir. Er verlässt sein Rad ganz intuitiv, wenn er genug hat. Wenn wir Menschen das tun, dann melden sich meist reflexartig unsere inneren Antreiber zu Wort. Sie machen sich möglicherweise lustig über unseren Ausstieg oder kommentieren boshaft das angebliche *dolcefarniente*, das wir uns plötzlich anmaßen. Sie wollen uns weismachen, dass Schreiben keine Chill-out-Zone ist und dass wir gefälligst schneller machen sollen, um diesen Widerstand endgültig zu überwinden. Und überhaupt: Es gilt, keine Zeit zu verlieren, sondern den Tag zu nutzen und in die Tasten zu hämmern.

Falls Sie solche oder ähnliche Stimmen kennen, nehmen Sie sie wahr, schenken Sie ihnen Gehör und bleiben Sie dennoch unbeeindruckt weiter im Zustand der Entschleunigung.

DAS ENTSCHLEUNIGTE SCHREIBEN MIT DER HAND

Alle drei folgenden Experimente haben zum Ziel, innere Widerstände, die möglicherweise in Ihnen schlummern und nur darauf warten, zum Vorschein zu kommen, auf spielerische Weise hervorzulocken. Das erste Experiment lenkt dabei den Fokus auf langsames Schreiben, genauer: auf langsames Abschreiben eines Textes. Es möchte Ihnen Raum zur Entschleunigung schenken. Die Möglichkeit, einen Schreibgang herunterzuschalten, und statt des gewohnheitsmäßig schnellen Tippens auf der Tastatur sich wieder dem langsameren Schreiben mit der Hand anzunähern und die Aufmerksamkeit auf das Schreiben selbst zu lenken.

EXPERIMENT

Slow-Writing

Wählen Sie für diese Übung einen Stift, mit dem Sie gern schreiben, und Papier, welches Sie auch haptisch anspricht. Dann wählen Sie einen einzelnen Satz aus, den Sie aus irgendeinem Grund besonders mögen. Vielleicht stammt er aus dem Buch, das Sie gerade lesen, oder aus einer Ihrer Lieblingslektüren. Vielleicht handelt es sich um einen Vers aus einem Gedicht, ein Zitat, das Sie einmal gelesen haben, oder um einen Satz aus der Bibel. Schreiben Sie diesen einen Satz immer wieder aufs Neue und von Mal zu Mal langsamer.

Wie langsam können Sie diesen Satz schreiben, ohne dass Sie unruhig werden oder sich irgendein anderer Widerstand in Ihnen regt? Was ändert sich durch die Wiederholung und wie wirkt der Inhalt dieses Satzes auf Sie in den unterschiedlichen Geschwindigkeiten? Notieren Sie Ihre Erfahrungen in Ihr Achtsamkeitsjournal.

VARIANTE >> Wenn Sie merken, dass Ihr Geist allzu oft abschweift, schreiben Sie den Satz Wort für Wort rückwärts. Dies fordert einerseits Ihren Geist auf besondere Weise heraus und unterstützt Sie andererseits darin, weniger auf den Sinn des Satzes zu achten als vielmehr auf das Abschreiben selbst.

VERTIEFUNG >> Wählen Sie für dieses Experiment einen kleinen und markanten Ausschnitt aus einem Text, an dem Sie gerade arbeiten und der Sie stark beschäftigt, vielleicht weil Sie noch nicht genau wissen, wie Sie daran weiterarbeiten sollen. Wenn Sie mögen, kombinieren Sie das Schreiben mit lautem Mitsprechen. Diese Form des Wiederholens kann manchmal zusätzliche Impulse bringen.

So, wie Sie beim achtsamen Essen einen Bissen nach dem anderen wahrnehmen, ganz unabhängig davon, was noch alles auf dem Teller liegt, so nehmen Sie bei diesem Experiment ein Wort nach dem anderen wahr – ganz unabhängig davon, was noch alles in Ihrem Text steht.

Lediglich das Wort, das Sie gerade schreiben, ist in Ihrem Gewahrsein. Sie denken noch nicht an das darauffolgende Wort, nicht an den ganzen Satz, nicht an das daraus entstehende Kapitel oder das gesamte Buch. Ob es den Mönchen in ihren Schreibstuben, die vor der Erfindung des Buchdrucks Texte und ganze Bücher abgeschrieben haben, ebenso erging?

Das bewusste, langsame Schreiben mit der Hand ist ein interessanter Kontrast zum automatisierten schnellen Tippen auf der Tastatur und löst entsprechend ganz andere Gefühle und Gedanken aus. Die Schriftstellerin und Essayistin Susan Sontag war genau davon fasziniert. Sie war der Überzeugung, dass ein Schriftsteller oder eine Schriftstellerin jemand sei, der beziehungsweise die an allem Interesse habe. Sie selbst hatte unter anderem großes Interesse am Schreiben mit der Hand. Mit Filzstift oder Bleistift schrieb sie ihre Texte mehrfach ab, bevor sie eine Version schließlich in den Rechner tippte. Für Elfriede Jelinek hingegen wäre die folgende Übung vermutlich die Schreibhölle auf Erden, denn sie bevorzugt es, rasend schnell auf dem Computer zu schreiben, *»weil das der Übermittlung zwischen den Gedanken und der Notation den geringstmöglichen Widerstand entgegensetzt«*.[28]

DIE KUNST, WORTE ZU ZEICHNEN

Das Experiment auf der folgenden Seite begleitet Sie weiter durch die entschleunigende Welt des Schreibens mit der Hand. Es widmet sich Ihrem persönlichen Schriftbild und versetzt Sie zurück in Ihre Kindheit, als Sie die ersten Buchstaben und Wörter schrieben, mit schräg gelegtem Kopf und in achtsamer Aufmerksamkeit für all die seltsamen Linien und Haken eines Buchstabens. Wie individuell ist doch die eigene Handschrift im Vergleich zu den standardisierten System-Computerschriften wie Times oder Arial, die unser erwachsenes Schreiben auf visueller Ebene vereinheitlichen.

Im Zuge der allgemeinen Sehnsucht nach individuellem Ausdruck und nach Entschleunigung hat sich im Bereich des Schreibens als eine Art Gegenbewegung zu dieser Standardisierung der Trend des Handlettering herausgebildet. Handlettering steht in der Tradition der Kalligrafie und meint die Kunst, Worte auf individuelle Art zu zeichnen, statt sie lediglich funktional aufzuschreiben. Dabei wird jedem Buchstaben und jedem Wort besondere Aufmerksamkeit geschenkt. Eine Kombination aus Wort und Bild, aus Inhalt und Form findet sich übrigens auch in der Tradition der visuellen Poesie, in der die visuelle Darstellung eines Wortes (oder eines ganzen Gedichts) Bestandteil des Werks selbst ist.

Das entschleunigte Schreiben, Zeichnen und Malen eines einzelnen Wortes kann Ausdruck der Wertschätzung von dessen Einzigartigkeit sein. Dabei spielt es keine Rolle, ob Sie in Ihren eigenen Augen »schön« schreiben können oder jemals in Ihrem Leben Kalligrafie oder Ähnliches ausprobiert haben. Widerstehen Sie Ihrem inneren Antreiber »Sei perfekt!«, der Ihnen einzuflüstern versucht, alles mit Bleistift vorzuzeichnen.

EXPERIMENT

Die Kunst des Schreibens

Wählen Sie für dieses Experiment Wörter, Sprüche oder kurze Sätze, in deren Einzigartigkeit Sie gern eintauchen würden. Sie können Sentenzen, Sprüche oder Wörter aus der Übung »Die Achtsamkeitskarten« (S. 104) wählen oder sich von Ihren Wörtern aus der Übung »Mein Lieblingswörtersee« inspirieren lassen. Experimentieren Sie mit Bleistiften, Filzstiften, Finelinern, Pinseln oder auch mit Federhalter und Tusche. Sie können sich auch bereits bei der Auswahl des Papiers und des Stiftes an der Individualität der gewählten Wörter orientieren. Lassen Sie sich vom Charakter des einzelnen Wortes und Buchstabens inspirieren.

Wenn Sie mögen, testen Sie auch andere Materialien als Papier – Steine etwa, Seide oder Blätter.

VARIANTE >> Die Handlettering-Challenge: Bei dieser Variante schreiben Sie gemeinsam mit anderen. Dabei wählen Sie reihum jeweils ein Wort, das anschließend von allen geschrieben wird. Eine achtsame Challenge legt den Fokus natürlich nicht auf einen vergleichenden Wettbewerb, sondern auf die Betrachtung der unterschiedlichen Interpretationen und Visualisierungen derselben Wörter.

Trainieren Sie stattdessen die achtsamen Dimensionen des Nicht-Bewertens und natürlich auch der Gegenwärtigkeit. Wenn Sie merken, dass Ihre Gedanken abschweifen, nehmen Sie dies wahr und kehren Sie zum jeweiligen Buchstaben zurück, ohne sich innerlich dafür zu rügen. Sie erinnern sich: Das Abschweifen unserer Gedanken ist vollkommen natürlich. Es ist integraler Bestandteil der achtsamen Schreibpraxis. Wichtig ist lediglich, unser Abschweifen zu bemerken und sanft, aber bestimmt wieder zurückzukehren: zu diesem Augenblick, zu diesem Buchstaben, zu dieser Linie. Handlettering können Sie auch gezielt als Schreibmeditation sowie als Einstiegs- oder Ausstiegsritual in Ihr Schreiben einsetzen.

HAST DU ES EILIG, SO SCHREIBE EINEN UMWEG

Mit der vorangegangenen Übung haben Sie sozusagen das achtsame Gehen auf Papier praktiziert. Achtsames Gehen oder die Gehmeditation, Kinhin, ist eine wichtige Übung in der Achtsamkeitspraxis. Dabei haben Sie kein bestimmtes Ziel, das Sie gehend erreichen wollen, sondern Sie lenken stattdessen Ihre Aufmerksamkeit auf das Gehen selbst. Wenn es für uns keine Notwendigkeit gibt, an ein bestimmtes Ziel zu gelangen, dann fällt es uns möglicherweise leichter, dort zu sein, wo wir gerade sind. In Gewahrsein des Augenblicks und in Aufmerksamkeit, was gerade in diesem Moment geschieht.

Das achtsame Gehen hat seine Entsprechung in der Praxis des Flanierens, des absichtslosen Schlenderns, das etwa Charles Baudelaire im 19. Jahrhundert in Paris pflegte und Walter Benjamin, der im Übrigen Baudelaire übersetzte, zu Beginn des 20. Jahrhunderts in Paris und in Berlin. Benjamin trug immer ein Notizbuch bei sich und viele seiner kleinen Wahrnehmungs- und Beobachtungsskizzen, die während des ebenso wachsamen wie absichtslosen Flanierens entstanden, flossen in sein philosophisches »Passagen-Werk«[29] ein. In Italien wiederum gibt es die Tradition der *passeggiata*, des gemeinsamen Schlenderns, etwa vor dem Abendessen, und in Japan die Tradition des Shinrin-Yoku, was mit »Baden in der Waldluft« übersetzt werden könnte. Dabei geht es darum, die Atmosphäre des Waldes achtsam in sich aufzunehmen.

SCHRITT FÜR SCHRITT, WORT FÜR WORT

Die folgende Geh- und Schreibmeditation möchte Sie in jemanden verwandeln, den ich Schreibgängerin beziehungsweise Schreibgänger nenne. Das Experiment kombiniert achtsames Gehen mit verschiedenen Möglichkeiten des Schreibens. Sie können unter vielen Varianten diejenige auswählen, die Sie am meisten anspricht und die am besten zu Ihrer momentanen Alltagssituation und Ihren zeitlichen Möglichkeiten passt.

Auch diese Übung können Sie entweder als formale Praxis unabhängig von Ihren alltäglichen Aktivitäten durchführen oder als informelle Praxis mit Ihren Alltagstätigkeiten verbinden. Beginnen Sie mit kleinen Wegen innerhalb Ihrer Wohnung, beispielsweise vom Schlafzimmer ins Badezimmer. Je nach Möglichkeiten an Ihrem Arbeitsplatz können Sie auch den Weg zum Zimmer Ihrer Arbeitskollegin als Experimentierstrecke nutzen. Oder den Weg von der Bushaltestelle zu Ihrer Wohnung – als achtsames Übergangsritual zwischen Arbeit und Freizeit. Nutzen Sie Parks ebenso wie Hinterhöfe, Fußgängerzonen oder Transitorte wie Bahnhöfe. Sie können wählen zwischen Shirin-Yoku im Wald und dem Flanieren durch die Straßen der Stadt. Tom Hodgkinson wiederum empfiehlt, ein »Flaneur der Mittagspause« zu sein.[30] Experimentieren Sie also ganz nach Lust und Laune, oder – wie man zu Zeiten des Flanierens gesagt hätte – ganz nach Ihrem Gusto.

Ebenso wenig wie es bei Achtsamkeit um Langsamkeit geht, geht es bei der Gehmeditation selbst um Langsamkeit, sondern um Bewusstheit. Experimentieren Sie entsprechend mit verschiedenen Geschwindigkeiten und finden Sie heraus, welche hier und heute am stimmigsten für Sie ist. (Im 19. Jahrhundert hielt man übrigens die Geschwindigkeit einer Schildkröte für ideal.)

EXPERIMENT

Die Geh- und Schreibmeditation

Wählen Sie für diese Meditation einen der vorgeschlagenen Orte oder einen anderen für Sie passenden Ort. Bevor Sie den ersten Schritt machen, nehmen Sie bewusst ein paar Atemzüge und lenken Sie Ihre Aufmerksamkeit auf Ihre Füße und den Boden unter Ihren Füßen. Vielleicht haben Sie die Möglichkeit, barfuß zu laufen.

Dann beginnen Sie mit dem ersten Schritt. Experimentieren Sie mit verschiedenen Geschwindigkeiten, aber achten Sie darauf, auch bei schnellem Gehen einen Zustand entspannter Präsenz und Sinneswachheit zu bewahren. Nehmen Sie beim Gehen Ihren individuellen Bewegungsablauf wahr sowie das Zusammenspiel von gehen und atmen. Sie können auch innerlich bestimmte Sätze und Formulierungen sprechen, die Sie bei dieser Übung unterstützen wie »Schritt für Schritt, Wort für Wort«.

Beenden Sie nach einer für Sie stimmigen Zeit das Gehen und wenden Sie sich dem Schreiben zu. Machen Sie vorab keinen Plan, worüber Sie schreiben wollen, sondern schreiben Sie stattdessen die Wörter auf, die sich zeigen wollen. Danach nehmen Sie sich idealerweise noch etwas Zeit, um der Wirkung dieses Experiments nachzuspüren. Gibt es eine Geschwindigkeit, die sich als besonders stimmig herausgestellt hat, und woran lag das vermutlich? Und gibt es Zusammenhänge zwischen dem, was Sie während des Gehens gedacht und gefühlt haben, und dem, was Sie anschließend geschrieben haben? Notieren Sie Ihre Beobachtungen in Ihr Achtsamkeitsjournal.

VARIANTE » Praktizieren Sie die Geh- und Schreibmeditation gemeinsam mit anderen. Etwa in einem Park und in Kombination mit einem Ausflug oder Picknick. Vereinbaren Sie vorab ein bestimmtes Thema oder wählen Sie ein spezifisches Wort als gemeinsame Inspiration für die anschließend entstehenden Texte. Auf diese Weise können Sie sich bereits während der Gehmeditation bewusst damit verbinden.

DER KREISLAUF DES SCHREIBENS

Vielleicht sind Sie während der Geh- und Schreibmeditation ganz intuitiv im Kreis gegangen. Auch in der klassischen Gehmeditation Kinhin wird die Kreisform häufig praktiziert. Allein oder gemeinsam mit anderen.

Wenn Sie im Kreis gehen, sind Sie vollkommen von dem Druck entlastet, ein bestimmtes Ziel erreichen zu müssen. Sie wählen die Größe des Kreises sowie die Laufrichtung ganz nach Ihrem Gefühl.

Der Kreis ist im Achtsamkeitskontext in vielerlei Hinsicht bedeutsam. So gibt es im Zen beispielsweise die Tradition des Shodo, des Kreiszeichnens. Einen Kreis auf achtsame Weise zu zeichnen oder zu gehen kann uns auf symbolische Weise mit dem Kreislauf des Lebens verbinden und uns ein Gefühl von Gelassenheit und Frieden schenken – sowohl im Gehen als auch im Schreiben.

DAS GESCHENK DER DISZIPLIN

Wenn ich Ihnen jetzt in Bezug auf Ihr Schreiben das Wort »Disziplin« zurufe, was löst das spontan in Ihnen aus? Ein positives Zustimmen, dass dies eine wichtige Eigenschaft sei, gerade auch beim Schreiben? Oder eher spontane Abwehr, weil Sie es mit der Einschränkung Ihrer kreativen Freiheit verbinden und Sie nur aus Vergnügen schreiben und nicht auch noch in diesem Bereich Ihres Lebens Disziplin an den Schreibtag legen wollen?

Disziplin ist ein ambivalenter Begriff, auch in Bezug auf Schreiben. So suggerieren Sprichwörter wie »Erst die Arbeit, dann das Vergnügen«, dass zuerst das erledigt, sprich: geschrieben werden soll, was sich nach Arbeit anfühlt. Und dies bedeutet im Umkehrschluss, dass Schreiben aus reiner Freude am Spiel mit Wörtern kein so ernsthaftes, also wertvolles Schreiben ist wie das mühsame Ringen um passende Formulierungen, das sich nach »echter« Arbeit anfühlt.

Tatsächlich spielt Disziplin aber auch im Achtsamkeitskontext eine Rolle. Beispielsweise in Form von Ritualen, über die Sie vielleicht im vorangegangenen Kapitel gelesen haben. Rituale lassen sich durchaus als Form von Disziplin bezeichnen, sind aber in erster Linie positiv besetzt und verbunden mit Gefühlen wie Geborgenheit, Sicherheit und Vertrauen. Manchmal kann sich diszipliniertes regelmäßiges Tun in Rituale wandeln. Doch damit dies passiert, braucht es regelmäßige Wiederholung, bis uns eine konkrete Verhaltensänderung in Schreibfleisch und Tintenblut übergegangen und somit selbstverständlich geworden ist.

Beim Aspekt Disziplin spielt Nicht-Identifikation eine besondere Rolle. Etwa dann, wenn es uns gelingt, uns nicht mit unserer Unlust zu schreiben zu identifizieren, sondern dieses Gefühl zwar wahrzunehmen, uns von ihm aber nicht zum Nicht-Tun verführen zu lassen.

Im ersten Teil dieses Kapitels haben Sie Entschleunigung als eine achtsame Reaktion auf Widerstände kennengelernt. In der Entschleunigung liegt die Möglichkeit des Durchatmens und des Raum-Schaffens, damit Sie spüren können, ob Sie auf Ihrem eingeschlagenen Schreibweg bleiben wollen oder nicht.

DAS GESCHENK DER FREIHEIT

Möglicherweise beschließen Sie, diesen Weg weiterzuverfolgen oder aber ihn zu verlassen. In beiden Fällen kann Disziplin Sie dabei unterstützen. Denn Disziplin ist nicht nur dann hilfreich, wenn es darum geht, etwas strikt weiterzuverfolgen. Disziplin kann uns ebenso darin unterstützen, etwas nicht zu tun, etwas zu lassen, loszulassen, sein zu lassen und mit einer achtsamen Grundhaltung sich selbst, dem eigenen Schreiben und den Widerständen zu begegnen.

Achtsame Disziplin hat nichts mit preußischem Drill zu tun oder mit blindem Gehorsam gegenüber irgendwelchen vorgegebenen Schreibgesetzen. Sie hat nichts mit verbissener Freudlosigkeit zu tun, mit Unfreiheit oder einer Disziplin um der Disziplin willen. Achtsame Disziplin marschiert nicht blind in Reih und Glied, sondern tanzt offenen Auges im Vertrauen in die eigene Wahrnehmung und in die Entscheidungen, die daraus folgen. So ist Disziplin Ausdruck echter Freiheit. Der Freiheit, das konsequent umzusetzen, was wir selbst gewählt zu haben. Aus Verantwortung und Wertschätzung dem gegenüber, was uns wichtig ist – in unserem Schreibleben allgemein und ganz konkret im Umgang mit einem Widerstand. Disziplin ist somit ein Geschenk, das wir uns selbst machen.

KEIN RICHTIG ODER FALSCH

Sehen wir uns am Beispiel eines klassischen Widerstands, der Schreibblockade, an, wie wir Disziplin trainieren können. Manche Stimmen raten, im Fall einer Schreibblockade mit dem Schreiben erst einmal konsequent aufzuhören und zu warten, bis sich das Schreiben auf natürliche Weise wieder ergibt. Andere empfehlen, mit dem Schreiben unter keinen Umständen aufzuhören. Zu Letzteren gehört Natalie Goldberg, Autorin und Zen-Buddhistin. Sie ist davon überzeugt, dass es Schreibblockaden im Grunde gar nicht gibt, und empfiehlt schlicht und pragmatisch ein diszipliniertes *shut up and write* und *put pen to paper.* Egal, was passiert, und egal, welcher Widerstand sich zeigt, das Entscheidende sei, nicht zu lamentieren und stattdessen schlichtweg zu schreiben. Welche Empfehlung ist richtig, welche falsch?

Im Achtsamen Schreiben gibt es kein Richtig oder Falsch und entsprechend auch keine Vorgehensweise, die im Umgang mit einer Schreibblockade an sich richtig oder falsch sein könnte. Ob es für Sie stimmig ist, im Fall einer gefühlten Schreibblockade mit dem Schreiben aufzuhören oder weiterzuschreiben, können nur Sie selbst entscheiden. Umso wichtiger ist es, in einer solchen Situation gut mit den eigenen Gefühlen und Bedürfnissen verbunden zu sein, um die passende Entscheidung treffen zu können. Trainieren Sie deshalb Achtsamkeit gerade auch in Zeiten, in denen kein Widerstand weit und breit in Sicht zu sein scheint.

Das folgende Experiment basiert auf der Methode des sogenannten expressiven Schreibens, die der Psychologe James W. Pennebaker entwickelt hat. Ausgangspunkt für diese Art des Schreibens ist ein bestimmtes Gefühl, klassischerweise ein belastendes, in unserem Fall also das Gefühl, das Sie im Zusammenhang mit Ihrem Widerstand haben. Sie können diese Methode aber selbstverständlich auch mit jedem anderen Gefühl trainieren. Expressives Schreiben können Sie als heilsames Ritual praktizieren und als Training Ihres Selbstmitgefühls.

Das Experiment trainiert außerdem ganz gezielt Ihren Anfangsgeist, da Sie sich in kurzen Abständen immer wieder neu mit demselben Gefühl auseinandersetzen werden.

EXPERIMENT

Put pen to paper

Führen Sie dieses Experiment immer dann durch, wenn Sie Widerstand wahrnehmen. Beginnen Sie mit einer Atemmeditation, indem Sie ganz einfach einige Male ruhig ein- und ausatmen. Nehmen Sie Kontakt zu Ihren Gefühlen und Emotionen auf, die Sie im Zusammenhang mit Ihrem Widerstand wahrnehmen. Vielleicht handelt es sich dabei vor allem um Wut, Enttäuschung oder auch Verzweiflung. Lassen Sie sich Zeit, um herauszufinden, welche Gedanken und welche körperlichen Empfindungen mit ihnen verbunden sind. Wenn Sie so weit sind, beginnen Sie mit dem Schreiben, indem Sie sich von den Assoziationen leiten lassen, die Sie im Zusammenhang mit diesen Gefühlen und Emotionen haben.

Stellen Sie vorab einen Timer auf fünf Minuten und beginnen Sie nach dieser Zeit von Neuem, indem Sie wieder bei der Enttäuschung oder der Wut ansetzen und neu assoziieren. Möglicherweise schreiben Sie jetzt Ähnliches, möglicherweise ganz Anderes und möglicherweise auch etwas, das auf den ersten Blick nichts mit dem Widerstand zu tun haben scheint. Alles darf sein. Bewerten Sie es nicht und nehmen Sie es an. Wiederholen Sie diese fünf Schreibminuten möglichst oft, um die Wirkung dieser Übung intensiver spüren zu können. Nehmen Sie auch möglichen Widerstand wahr und notieren Sie Ihre Erfahrungen in Ihr Achtsamkeitsjournal.

Zur Unterstützung ihrer eigenen Schreibdisziplin haben Autorinnen und Autoren von jeher nicht nur Rituale, sondern auch ganz konkrete Regeln und Empfehlungen entwickelt, die sie selbst (mehr oder weniger) diszipliniert eingehalten haben. Nehmen wir Henry Miller, der 1932 während der Arbeit an seinem Roman »Wendekreis des Krebses« elf Empfehlungen für disziplinierte Schreibroutine zusammenstellte, die er in humorvoller Selbstironie die »*11 commandments*«[31] nannte, die »11 Gebote«. Das dritte

Gebot etwa lautet: *»Sei nicht nervös. Arbeite ruhig, freudig, unbekümmert an dem Projekt, das gerade zu erledigen ist.«* Ein Gebot, das durchaus einen achtsamen Geist atmet. In Bezug auf Disziplin war Miller übrigens der Überzeugung, dass man selbst dann arbeiten (sprich: schreiben) könne, wenn man das Gefühl habe, nicht in kreativer Stimmung zu sein. Als ausgleichende Empfehlung dazu findet sich bei ihm aber das Gebot Nummer acht: *»Sei kein Zugpferd. Arbeite nur mit Vergnügen.«*

MIT VERGNÜGEN ARBEITEN

Der Aspekt des Vergnügens ist meines Erachtens sehr bedeutsam – gerade auch im Zusammenhang mit Disziplin. Freudvolle Disziplin beim Verfolgen von Regeln, die einem sinnvoll und wertvoll erscheinen, lässt Gelassenheit und Gleichmut wachsen. Es geht also nicht um ein Müssen, sondern um ein Wollen. Achtsames Schreiben bedeutet, dass Sie immer

EXPERIMENT

Meine elf Schreibgebote

Welche elf Empfehlungen geben Sie sich selbst für Ihr Schreiben? Welche Regeln stellen Sie auf? Lassen Sie sich durchaus über mehrere Tage Zeit und hören Sie in sich hinein, auf welche Bereiche sich diese Regeln beziehen sollen, damit Sie sich wirklich unterstützt fühlen. Geht es um Regelmäßigkeit, um äußere Faktoren wie Zeit, Raum und Ort, Ihre innere Haltung sich selbst gegenüber oder um Ihren Umgang mit Widerständen? Haben die Regeln mit Motivation oder mit immer wieder auftauchenden Fragen zu tun? Entwickeln Sie diese Regeln mit Humor und aus einer achtsamen und fürsorglichen Haltung sich selbst gegenüber und nicht mit der Stimme eines inneren Antreibers. Überprüfen Sie Ihre elf Empfehlungen in passenden Abständen darauf hin, ob sie immer noch stimmig sind.

VERTIEFUNG >> Lesen Sie nach, ob Sie in Ihrem Achtsamkeitsjournal Hinweise darauf finden, bei welchem Experiment aus diesem Buch Ihnen welches konkrete Verhalten oder welche innere Haltung geholfen hat. Dies kann Ihnen wertvolle Hinweise darauf geben, was Sie als unterstützend empfinden.

genauer, differenzierter und klarer spüren, was Sie wollen, und dass Sie dies in aller gelassenen Konsequenz tatsächlich tun: achtsam und diszipliniert, nach Ihren eigenen Regeln.

Das Experiment auf der gegenüberliegenden Seite ist angelehnt an Millers *11 commandments*. Es möchte Sie dazu inspirieren, für sich selbst Regeln aufzustellen, die Sie gern diszipliniert verfolgen würden. Regeln, die Ihr Schreiben vermutlich unterstützen werden – ganz allgemein sowie speziell in Zeiten des Schreibwiderstands. Solche achtsam aufgestellten Regeln können im Übrigen gerade auch dann äußerst wertvoll sein, wenn Sie mit dem Schreiben erst vor Kurzem begonnen haben, denn sie unterstützen Ihre Fähigkeit zur Reflektion.

GROẞ ZU DENKEN IST ERLAUBT

Im ersten Kapitel haben Sie sich bereits mit Ihren Lieblingslektüren beschäftigt. Vielleicht haben Sie in diesem Zusammenhang festgestellt, dass Sie sich immer wieder nach einer bestimmten Art von idealem Buch sehnen.

Stellen Sie sich jetzt bitte vor, dieses Buch gäbe es tatsächlich. Ein Buch, das Ihnen zu 100 Prozent aus Herz und Seele spricht und das verblüffenderweise Ihre eigenen Gedanken zum Ausdruck bringt.

Das folgende Experiment macht dieses Buch lebendig, indem es einen weiteren besonderen Aspekt von Disziplin trainiert, nämlich Ihre Fähigkeit, ohne falsche Bescheidenheit und Scheu gedanklich in die Vollen zu greifen und dabei nicht locker zu lassen und sich immer wieder zu befragen, ob nicht »noch mehr drin« ist. Ihre Fähigkeit, nicht nur kleine literarische Brötchen zu backen, sondern stattdessen groß zu denken und zu überprüfen, ob Sie vielleicht die Scheuklappen immer noch nicht abgelegt haben, um Ihre eigene überbordende Fantasie und Ihre visionären Gedanken nicht sehen zu müssen. Denn diese zu sehen würde möglicherweise bedeuten, dass Sie diese tatsächlich umsetzen wollen. Es würde bedeuten, dass Sie Ihr eigenes Licht nicht mehr unter den Scheffel stellen, sondern stattdessen mit dieser visionären Strahlkraft das Papier beleuchten würden, auf das Sie kritzeln, oder die Tastatur, auf der Sie tippen, um all dem schreibend Ausdruck zu verleihen, was Ihnen wirklich etwas bedeutet.

EXPERIMENT

Meine literarische Vision

Was wäre das ultimative Buch, das ganz genau auf Sie zugeschnitten ist? Auf Ihre derzeitigen (oder vielleicht bereits länger bestehenden) Lesebedürfnisse?

Wäre es ein Roman oder ein Lyrikband? Eine Kurzgeschichten- oder Essaysammlung? Eine moderne Märchensammlung, Reiseskizzen oder ein Bilderbuch? Wovon würde das Buch handeln, in welchem Stil wäre es geschrieben und was wäre das Besondere an ihm? Notieren Sie als Erstes spontan alles, was Ihnen wichtig ist. Geben Sie nicht zu früh auf, falls Sie das Gefühl haben, dass Ihnen kein spezielles Buch einfällt. Wenn Ihnen danach ist, kombinieren Sie all diese Formen ganz nach Belieben und kreieren Sie die literarische Variante der eierlegenden Wollmilchsau.

VARIANTE >> Nähern Sie sich diesem Buch auf andere Weise: etwa über verschiedene mögliche Titel, über das Schreiben einer Rezension oder über die Gestaltung des Covers.

Und jetzt möchte ich Ihnen einen Vorschlag machen: Legen Sie dieses Buch, das Sie gerade in Händen halten, zur Seite und beginnen Sie mit dem Schreiben des Buches, das Sie soeben skizziert haben. Denn möglicherweise ist dieses skizzierte Buch nicht nur eines, das Sie gern lesen wollen, sondern auch eines, das Sie gern schreiben würden. Für diesen Vorschlag habe ich übrigens eine Patin. Es ist die Nobelpreisträgerin Toni Morrison, die einmal gesagt hat: *»Wenn es ein Buch gibt, das du unbedingt lesen willst, das aber noch nicht geschrieben wurde, dann schreib es.«*

Und falls sich jetzt in Ihnen Widerstände zu Wort melden und empört rufen, dass das aber nicht die Aufgabe war und sowieso mehrere literarische Nummern zu groß ist und es diese Wollmilchsau gar nicht geben kann und Sie weder über das passende Handwerkszeug verfügen noch über die Zeit, ein solches Buch zu schreiben, und dass Sie grundsätzlich gar nicht vorhaben, ein Buch zu schreiben, sondern Sie lediglich aus Spaß an der Freude schreiben wollen ... dann ... ja, dann ... dann spüren Sie sicherlich selbst am besten, wie Sie mit all diesen Widerständen in Dialog treten können. Habe ich recht?

DIE SANFTHEIT DES MITGEFÜHLS MIT SICH SELBST

Wenn das Wörtchen »wenn« nicht wär ...

Dieses Wörtchen, das urplötzlich aus der Vergangenheit oder aus der Zukunft hereingepoltert kommt und überall ein Wörtchen mitreden will. Zuerst kommt es scheinbar harmlos daher und flüstert: *»Wenn du nicht so lange im Büro gesessen hättest, wärst du abends nicht zu müde gewesen, um zu schreiben.«* Dann aber verbündet es sich mit einem »hätte«, und beide rufen mit schriller Stimme: *»Hättest du dich beim Lyrikwettbewerb nicht zu spät angemeldet, dann ...«*, und sie knallen mit der Gedankentür und poltern drauflos: *»Wenn du nur mehr Fantasie hättest und wenn du selbstbewusster, talentierter, souveräner schreiben würdest und nur früher angefangen hättest ... und überhaupt: Wenn du dich jetzt nicht anstrengst, dann wird das nie was werden und wenn das nie was wird, dann kannst du auch gleich aufhören.«* Diese Wörtchen nisten sich in unseren Gedanken ein und bauen Vogelnester voller »Wenns« und »Hättes«.

Ja, wenn das Wörtchen »wenn« nicht wär, wär das Schreiben gar nicht schwer. Und es würden sich keine Irritationen in uns regen, keine Verwirrungen, Zweifel und keine Wut, kein schlechtes Gewissen, kein Widerwillen und kein Widerstand.

Die inneren Bilder, die wir mit Widerstand verbinden, sind höchst individuell. Die Hilflosigkeit, die wir angesichts von Widerständen spüren, verbindet uns allerdings. Was können wir in solch einem Zustand tun?

Über die beruhigende Wirkung der Entschleunigung haben Sie bereits im ersten Teil dieses Kapitels gelesen, über das Geschenk der Disziplin im zweiten. Und vielleicht haben Sie mit weiteren individuellen Möglichkeiten gute Erfahrungen gemacht.

Aus achtsamer Sicht entfalten all diese unterschiedlichen und individuell variierbaren Möglichkeiten ihre konstruktive und heilsame Wirkung vor allem dann, wenn sie aus einer bestimmten Grundhaltung heraus erfolgen. Diese Grundhaltung ist die fünfte Dimension des Achtsamen Schreibens: Selbstmitgefühl.

Mitgefühl uns selbst gegenüber fällt uns manchmal schwerer als gegenüber einem anderen Menschen. Das ist in Bezug auf unser Schreiben nicht anders. Außerdem melden sich im Zustand eines Widerstands unsere inneren Antreiber meist besonders laut zu Wort, und zwar auf dreifache Weise: Erstens verurteilen sie uns für das, was uns vermeintlich nicht gelungen ist (also den eigentlichen Grund unseres Widerstands), zweitens dafür, dass wir überhaupt Widerstand spüren (denn so wollen wir eigentlich gar nicht sein bzw. schreiben), und drittens dafür, dass wir immer noch in diesem Widerstand gefangen sind und darin verharren (wie lange soll das denn noch so weitergehen?).

MAN SCHREIBT NUR MIT DEM HERZEN GUT

Selbstmitgefühl ist eingebettet in die achtsame Dimension des Mitgefühls, der Freundschaft und der liebenden Güte (Pali: *metta*), vergleichbar mit der Liebe von Eltern zu ihrem Kind. Es gibt spezielle Metta-Meditationen, die diese Grundhaltungen stärken. Selbstmitgefühl ist also kein Ausdruck von Egoismus, sondern Ausdruck des Anerkennens und Annehmens aller menschlichen Phänomene – bei anderen ebenso wie bei uns selbst. Und vor allem ist Selbstmitgefühl nicht gleichbedeutend mit Selbstmitleid. Denn Mitleid bedeutet Fixierung auf das Leid. In unserem Fall also eine Fixierung auf unser Leiden am Schreibwiderstand und die mögliche Frustration und Enttäuschung darüber. Und dies würde letztlich zu einer Identifikation mit dem Widerstand als solchem führen.

Selbstmitgefühl und Mitgefühl sind aufs Engste miteinander verbunden, das eine ist ohne das andere nicht denkbar und nicht lebbar. Und beide Qualitäten zeigen sich auch ganz konkret in unserem Schreiben.

- **Mitgefühl der Welt gegenüber:** Sie erinnern sich an Susan Sontag und ihre Überzeugung, dass Schriftsteller und Schriftstellerinnen Menschen sind, die an allem Interesse haben. Wenn diese Grundhaltung der Neugier allerdings nicht gepaart ist mit echtem Mitgefühl, dann bleibt diese Neugier nüchternes investigatives Interesse. Ein Interesse, aus dem heraus keine warmherzige Literatur entstehen kann. Denn Schreiben ohne Sinn und Verstand ist genau so einseitig wie Schreiben ohne liebende Güte und Mitgefühl.
- **Mitgefühl mir selbst gegenüber:** Selbstmitgefühl bedeutet wertschätzende Akzeptanz meiner Schreibpersönlichkeit und dem gegenüber, was und wie ich schreibe. Dies zeigt sich naturgemäß besonders im autobiografischen Schreiben.
- **Mitgefühl meinen fiktionalen Figuren gegenüber:** Wenn ich Mitgefühl mit meinen eigenen Stärken und Schwächen habe und diese in all ihren Phänomenen annehmen kann, kann ich auch meine Figuren entsprechend differenziert ausstatten und sie dadurch lebendiger gestalten.

»Wenn du dein inneres Leiden zu verstehen beginnst,
wird in deinem Herzen die Energie des Mitgefühls geboren.
Sie wird dir Ruhe schenken und dich heilen.
Du wirst dich leicht und friedvoll fühlen.«[32]
(Thich Nhat Hanh)

Stören Sie sich nicht an dem Wort »Leiden«. Es steht für all die kleinen und großen Irritationen im Leben, den Schmerz, die Wut, die Angst und die Traurigkeit, die ein natürlicher, immer wiederkehrender Bestandteil unserer Schreibpraxis sein kann. Auch Widerstand erzeugt Leid. Leid, das wir uns letztlich selbst zufügen. Entsprechend haben wir es auch in der Hand, dieses Leid durch Mitgefühl mit uns selbst zu lindern und Widerstand in größere Klarheit, Leichtigkeit und Gelassenheit zu verwandeln.

SELBSTMITGEFÜHL UNTERSTÜTZT UNS DARIN, ...

... unsere Sehnsucht zu schreiben anzuerkennen und nicht als Spinnerei abzutun,
... uns zu verzeihen, dass wir jahrelang unserem inneren Drang zu schreiben nicht gefolgt sind,
... unseren Wunsch, ein Buch zu veröffentlichen, nicht als naiv abzuwerten,
... uns nicht als egoistisch zu beschimpfen, wenn wir an einem Abend lieber an unserer Kurzgeschichte weiterschreiben wollen statt mit unserem Partner oder unserer Partnerin ins Kino zu gehen,
... unseren Schmerz und unsere Traurigkeit anzuerkennen, wenn wir über Erlebnisse aus unserer Kindheit schreiben.

Vielleicht ist für Sie der Aspekt des Selbstmitgefühls in Bezug auf Ihr Schreiben noch etwas ungewohnt. Die drei folgenden Experimente möchten Sie mit dieser achtsamen Dimension vertraut machen. Nutzen Sie parallel zu den Übungen ganz gezielt Ihr Achtsamkeitsjournal, um Ihre Gedanken und Gefühle und insbesondere auch Ihre möglichen Widerstände zu notieren und sie zu einem späteren Zeitpunkt noch einmal zu reflektieren.

DER WUNSCH NACH PERFEKTION

Im Zusammenhang mit dem Selbstmitgefühl spielen erneut die inneren Antreiber eine wichtige Rolle. Mit den beiden Antreibern *»Beeil dich!«* und *»Streng dich an!«* sind Sie bereits vertraut. Ein weiterer Antreiber, der meiner Erfahrung nach sehr häufig für Widerstände verantwortlich ist, fordert unsere Fähigkeit des Selbstmitgefühls besonders heraus. Er lautet: *»Sei perfekt!«* Einerseits wissen wir sehr wohl, dass es einen perfekten Text im Grunde niemals geben kann. Andererseits würden wir ihn dennoch gern schreiben. Diese Ambivalenz äußert sich beispielsweise in der Idee, dass der erste Entwurf eines Textes gut, der zweite noch besser und spätestens der dritte perfekt sein sollte. Wenn wir dann erkennen, dass dies nicht der Fall ist, entstehen leicht Frustration und das Gefühl, dass man womöglich niemals eine Fassung wird schreiben können, die den eigenen (und fremden) Ansprüchen genügt. Es bei dieser halbperfekten Lösung zu belassen ist jedoch ebenso unbefriedigend. In einer solchen Situation unterstützt uns Selbstmitgefühl darin, Verständnis für unseren Wunsch nach Perfektion zu haben. Und Verständnis für unsere Wut oder unsere Traurigkeit darüber, dass dieser Wunsch nach Perfektion letztlich niemals erfüllt werden kann.

Ich möchte Sie an dieser Stelle dazu anregen, sich immer wieder die Frage zu stellen, was Perfektion für Sie im Zusammenhang mit Ihrem Schreiben bedeutet.

Und mit dem folgenden Experiment möchte ich Sie explizit dazu einladen, nicht perfekt zu sein. Außerdem trainieren Sie Ihre Fähigkeit, nicht zu bewerten, und nicht zuletzt auch den Umgang mit möglichen Widerständen. Denn es ist gut möglich, dass Sie bei dieser Übung unruhig werden oder sie Ihnen zu langweilig ist. Vielleicht hegen Sie auch Zweifel am Sinn der Übung. Nehmen Sie diese drei der fünf klassischen Widerstände wahr und praktizieren Sie Mitgefühl mit sich selbst, indem Sie Verständnis für Ihre Reaktion zeigen. Vielleicht wandelt sich der Widerstand, je öfter Sie diese Übung praktizieren.

EXPERIMENT

»Das mache ich mit links!«

Für dieses Experiment benutzen Sie bitte Ihre nicht dominante Schreibhand und geben sich dem Vergnügen hin, mit dieser zu schreiben. Wählen Sie kein spezielles Thema, sondern arbeiten Sie einfach an dem Text weiter, an dem Sie sowieso gerade arbeiten. Anders als beim Experiment Slow-Writing am Beginn des Kapitels geht es hier nicht primär um entschleunigendes (Ab-)Schreiben, sondern darum, erstens mit der Hand und nicht am Computer und zweitens mit der ungeübten Hand zu schreiben. Finden Sie heraus, welche Auswirkung dies sowohl auf Ihre (literarischen) Gedanken als auch auf Ihren Schreibprozess hat und wie Sie sich dabei fühlen. Ich empfehle Ihnen, dieses Experiment nicht nur einmal auszuprobieren, sondern über einen etwas längeren Zeitraum immer wieder, um Ihrer nicht dominanten Hand Zeit zu geben, sich an die ungewohnte Tätigkeit zu gewöhnen.

Ein Zitat von Samuel Beckett zum Thema Perfektsein gefällt mir besonders gut: *»Immer versucht. Immer gescheitert. Einerlei. Wieder versuchen. Wieder scheitern. Besser scheitern.«* Streng genommen passt dieses Zitat nicht in ein Achtsamkeitsbuch, denn die Wörter »scheitern« und »besser« sind natürlich Bewertungen. Doch es bringt pointiert zum Ausdruck, dass das Nicht-Perfektsein und die Erlaubnis zum Scheitern oft mehr Potenzial in sich bergen kann als das sture Streben nach Perfektion.

DIE HOCHKOMPLEXE KLARHEIT DES HAIKUS

Mitgefühl hat die Natur des Menschen im Blick, ohne sie zu bewerten. Die japanische Gedichtform des Haiku kann meines Erachtens als lyrische Übertragung dieser achtsamen Grundhaltung gesehen werden. Das Haiku beschreibt klassischerweise einen Augenblick in der äußeren Natur, meint aber auch unsere innere Natur. Es ist die kürzeste Gedichtform der Welt und besteht aus drei Versen, oft »Zeilen« genannt. Die erste Zeile besteht aus fünf Lauteinheiten, die zweite aus sieben und die dritte wieder aus fünf. Im Japanischen handelt es sich um sogenannte Moren, im Deutschen werden diese traditionell im Sinne unserer Silben übertragen.

Meinem Empfinden nach hat das Haiku viel mit Achtsamkeit zu tun: die sinnliche Wahrnehmung der Natur, das Benennen eines konkreten gegenwärtigen Moments, ohne diesen zu bewerten, das Bevorzugen einfacher Wörter sowie das Prinzip des Wandels, das durch viele Haikus hindurchschimmert und sich wunderbar verbindet mit der Prise Humor, die oftmals in der dritten Zeile überrascht.

Ein Haiku ist bei aller Klarheit und Einfachheit eine hochkomplexe und differenzierte Gedichtform. Scheuen Sie sich dennoch nicht, mit dieser Form spielerisch und mit gelassenem Humor umzugehen, selbst wenn sie Ihnen fremd sein sollte.

Haiku des Mitgefühls EXPERIMENT

Für dieses Experiment ist es besonders wichtig, dass Sie sich genügend Zeit nehmen können, um sich mit der achtsamen Dimension des Mitgefühls zu verbinden. Die Herausforderung dieser Übung besteht darin, dieses innere Gefühl mit der konkreten äußeren Umwelt in Verbindung zu bringen, in der Sie sich gerade befinden. Dabei kann es sich um Aspekte des Mitgefühls mit anderen Menschen handeln oder aber mit sich selbst.

Begeben Sie sich wenn möglich an einen Ort in der Natur, der Sie anspricht und Ihr Herz berührt. Atmen Sie die Atmosphäre ein und beginnen Sie, wenn Sie mögen, mit einer Meditation, damit Sie sich in aller Ruhe mit der Dimension des Mitgefühls verbinden können. Wenn Sie so weit sind, sehen und hören Sie sich um: Was sehen oder hören Sie, das Sie mit dem Aspekt des Mitgefühls in Verbindung bringen können? Vielleicht rührt Sie ein Stein an, weil er so aussieht, als ob Mitgefühl ihn erweichen könnte, oder ein Kastanienbaumblatt, welches sich schützend über eine sterbende Biene legt. Vertrauen Sie Ihren Gefühlen, Ihrer Intuition und Ihren inneren Bildern. Versuchen Sie, die Essenz dessen, was Sie fühlen und denken, in der dreizeiligen Silbenfolge 5-7-5 in Worte zu fassen, und lassen Sie sich dabei auch vom Klang der Silben und vom Rhythmus der Worte und Zeilen leiten.

VARIANTE >> Lösen Sie sich von der klassischen Silbenfolge, so wie es mittlerweile auch viele Übersetzerinnen und Übersetzer tun, und entwickeln Sie eine individuelle Haiku-Variante.

MITGEFÜHL MIT DER EIGENEN SCHREIBPERSÖNLICHKEIT

Kennen Sie die Tradition des Dankbarkeitstagebuchs? Am Abend klassischerweise drei Dinge zu notieren, für die man im Laufe des Tages dankbar war. Es kann ein wertvolles und achtsames Ritual sein, die eigene Aufmerksamkeit ganz bewusst auf einen bestimmten Lebensaspekt zu lenken. Statt mit Dankbarkeit können Sie dies auch mit dem Aspekt Selbstmitgefühl praktizieren und reflektieren, wann an diesem Tag Sie diese Haltung sich selbst gegenüber praktiziert haben.

Das folgende Experiment ist zugleich das letzte in diesem Buch. Aus diesem Grund möchte ich den Aspekt Selbstmitgefühl mit einer Reflexion verbinden, die Ihnen ermöglicht, Ihr Schreiben insgesamt zu betrachten. Damit meine ich Ihr Schreiben im Rahmen der Übungen und Experimente dieses Buchs, aber selbstverständlich auch darüber hinaus.

Die Übung schließt den Kreis zum Thema des ersten Kapitels der Schreibpersönlichkeit. Denn das Wichtigste ist bei allen Widerständen letztlich, dass Sie Mitgefühl dem gegenüber zeigen, wer Sie sind und was und wie Sie schreiben. Dies zum Ausdruck zu bringen und in Worte zu fassen ist ebenfalls ein Aspekt des Achtsamen Schreibens.

EXPERIMENT

Brief an mich selbst

Nehmen Sie sich für dieses Experiment Zeit, suchen Sie sich eine angenehme Umgebung und wählen Sie Briefpapier, das Ihnen gefällt, und einen Stift, mit dem Sie gern schreiben. Schreiben Sie einen Brief an sich selbst, in dem Sie Ihr Schreiben reflektieren. Wählen Sie eine Form, die Ihnen entspricht. Vielleicht wollen Sie Ihren Schreibprozess chronologisch Revue passieren lassen oder bestimmte Aspekte besonders beleuchten oder aber sich assoziativ treiben lassen. Was haben Sie im Rahmen der Übungen und Experimente in diesem Buch über sich und Ihr Schreiben erfahren? Was hat sich verändert? Welche Fragen gehen Ihnen derzeit durch den Kopf? Was wollen Sie in der kommenden Zeit Ihres Schreibens für sich weiter verfolgen?

Betrachten Sie Ihre Entwicklung ganz bewusst unter dem Aspekt des Mitgefühls mit sich selbst. Erinnern Sie sich an ein Thema oder an ein bestimmtes Experiment, bei dem dieser Aspekt für Sie relevant war?

VERTIEFUNG >> Wenn Ihnen die Form des Briefes als Möglichkeit der Reflexion gefällt, dann schreiben Sie sich auch mit Blick auf die anderen vier Dimensionen der Achtsamkeit einen Brief zu schreiben.

Haben Sie es bemerkt? In den vorigen Absatz hat es sich wieder hineingeschlichen: das Wörtchen »wenn«. Aber es hat sich gewandelt. Es ist kein Widerstandswort mehr, sondern ein Wort, das Sie inspirieren will.

So lassen Sie mich noch einmal den vietnamesischen buddhistischen Mönch und Dichter Thich Nhat Hanh zitieren, der jetzt vermutlich lächeln würde und sagen: *»Das Jetzt umarmt alle Wenns und Hätte-sein-Können.«*[33] Und ich möchte ergänzen: Das Jetzt umarmt ganz sicher auch alle Wenns und Hätte-schreiben-Können.

NACHKLANG: DIE STILLE *ZWISCHEN DEN WORTEN*

Achtsames Schreiben bedeutet, in einer Grundhaltung der Achtsamkeit zu schreiben. Ganz unabhängig davon, ob wir das Schreiben regelmäßig und professionell betreiben oder lediglich ab und zu und aus reiner Freude am Spiel mit Worten.

Es bedeutet, uns als individuelle Schreibpersönlichkeit wertzuschätzen, unseren Schreibprozess in seinen unterschiedlichen Qualitäten anzunehmen und das zu schreiben, was wir wirklich zum Ausdruck bringen wollen. Die fünf Dimensionen Gegenwärtigkeit, Nicht-Bewerten, Nicht-Identifikation, Anfangsgeist und Selbstmitgefühl können uns dabei unterstützen. Aus dieser Praxis heraus entwickelt sich nach und nach eine immer größer werdende Klarheit und Gelassenheit, die weit über das reine Schreiben hinausgeht und all unsere Lebensbereiche durchwirkt.

Doch Achtsames Schreiben bedeutet meines Erachtens noch wesentlich mehr.

Es kann Zugang ermöglichen zum Raum hinter dem rauschenden Wasserfall der Wörter.

Dem Raum zwischen den Zeilen – wo die Bedeutung lebt.

Dem Raum zwischen den Wörtern – wo die Leerzeichen ihr Nest bauen.

Achtsames Schreiben ist ein Gefäß.
Für unsere Gedanken, Gefühle und Empfindungen.
Für unsere inneren Bilder und das, was in der Luft liegt.
Für die Atempause zwischen zwei Gedanken.
Für die Zeit, die vergeht, bis Bedeutung reift.
Für die Worte, die wir finden, ohne sie gesucht zu haben.
Für die Vollkommenheit inmitten des Unzulänglichen.

Achtsames Schreiben bedeutet, im tiefen Empfinden, dass Worte manchmal Schall und Rauch sein können, dennoch zu schreiben: über den Klang des Schalls und den Geruch des Rauchs. Und zuzusehen dem Tanz der Rauchzeichen in der Luft, ihn in Worte zu fassen und diesen Zeichen Heimat zu schreiben und sie auszusetzen dem Wandel des Lebens. Immer und immer wieder.

So bedeutet Achtsames Schreiben für mich letztlich vor allem Vertrauen. Vertrauen in den Ausdruck unserer Schreibpersönlichkeit. Darein, dass die bestmöglichen Voraussetzungen für unser Schreiben die passenden sind, dass unser Schreiben im Fluss ist, unabhängig davon, wie schnell dieser gerade fließt, und Vertrauen in unsere Gelassenheit, mit der wir Widerständen begegnen können. Vertrauen in die Vielstimmigkeit unserer inneren Welten. In die unendliche Dimension unseres individuellen Wortschatzes. In das Sagbare und das Unaussprechliche. Und Vertrauen in die Stille zwischen den Worten.

Ich wäre glücklich, wenn mein Buch Sie zur Praxis des Achtsamen Schreibens anregen und Ihnen ein kleines Stück dieses Vertrauens schenken konnte.

Anmerkungen und Zitatnachweise

1 Jon Kabat-Zinn ist emeritierter Professor an der University of Massachusetts Medical School und Begründer des dort angegliederten Center for Mindfulness in Medicine, Health Care and Society. Er entwickelte Ende der 1970er Jahre das achtwöchige Trainingsprogramm zur achtsamkeitsbasierten Stressreduktion MBSR (Mindfulness-Based Stress Reduction) und hat damit wesentlich zur Bekanntheit der Achtsamkeitspraxis beigetragen.

2 Kabat-Zinn über Verbundenheit, Weisheit, Kommerzialisierung und den Buddha. In: Moment By Moment. Das Herz der Achtsamkeit. Ausgabe 01/2017.

3 Mihály Csíkszentmihályi: Flow. Das Geheimnis des Glücks. Stuttgart 2015.

4 Hermann Hesse: Stufen. Ausgewählte Gedichte. Insel, Frankfurt/M. 2011.

5 Daniel J. Siegel ist Professor der Psychiatrie am Zentrum für Kultur, Gehirn und Entwicklung sowie Leiter des Mindful Awareness Research Center der University of California (UCLA). Das Rad der Achtsamkeit (*wheel of awareness*) hat er 2007 entwickelt.

6 Brief vom 1.11.1912. In: E. Heller / J. Born (Hg.): Franz Kafka. Briefe an Felice Bauer: und andere Korrespondenz aus der Verlobungszeit. Frankfurt/M. 1976.

7 Zitiert nach: Katharina Manojlovic / Kerstin Putz (Hg.): Im Rausch des Schreibens. Von Musil bis Bachmann. Wien 2017.

8 Isabel Allende: Aphrodite. Eine Feier der Sinne. Berlin 2013.

9 Zitiert nach: Kräuter und Klang. URL: http://www.kraeuterundklang.de/rauchern, abgerufen am 06.11.2017.

10 Patrick Süskind: Das Parfum. Die Geschichte eines Mörders. Zürich 1985.

11 Marcel Proust: Auf der Suche nach der verlorenen Zeit. Deutsch von Eva Rechel-Mertens, überarbeitet von Luzius Keller. Frankfurt/M. 1994–2002.

12 Zitiert nach: Katharina Manojlovic / Kerstin Putz (Hg.): Im Rausch des Schreibens. Von Musil bis Bachmann. Wien 2017.

13 Jan Chozen Bays: Achtsam durch den Tag. Oberstdorf 2012.

14 Francis Ponge: Die Seife. Frankfurt/M. 1993.

15 Charles Baudelaire: Die Blumen des Bösen. Vollständige Ausgabe. Übertragen von Carlo Schmid. Frankfurt/M. 1976.

16 Peter Altenberg: Extrakte des Lebens. Gesammelte Skizzen 1898–1919. Frankfurt/M. 1987.

17 Lars Wilhelmer: Transit-Orte in der Literatur. Eisenbahn – Hotel – Hafen – Flughafen. Bielefeld 2015.

18 Zitiert nach Georg Sommeregger: Schriftsteller/innen und ihre Schreibgeräte.

URL: https://typewriters.ch/writers_type writers.html, abgerufen am 04.11.2017.

19 Paul Auster, Sam Messer: Die Geschichte meiner Schreibmaschine. Reinbek 2005.

20 Rumi: Musik, die wir sind. Nach den Versionen von Coleman Barks, ausgewählt und übersetzt von Christoph Eugen. Freiamt im Schwarzwald 2009.

21 André Breton in Maurice Nadeau: Geschichte des Surrealismus. Reinbek 1986.

22 Stefan Hilser: Martin Walser über seine Wahlheimat Überlingen. In: Südkurier, 22.03.2017. URL: http://www.suedkurier.de/region/bodenseekreis-oberschwaben/ueberlingen/Martin-Walser-ueber-seine-Wahlheimat-UEberlingen-Es-koennte-nicht-schoener-sein; art372495,9186513, abgerufen am 03.11.2017.

23 Haruki Murakami: Wovon ich rede, wenn ich vom Laufen rede. Köln 2008.

24 Stefan Zweig: Verwirrung der Gefühle. Leipzig 1927.

25 Laozi: Daodejing, Vers 3.

26 Vipassana (Pali: Einsicht oder Klarsicht) ist eine achtsamkeitsorientierte, ursprünglich buddhistische Praxis der Achtsamkeit, die religionsübergreifend praktiziert wird und die auf die ursprüngliche Redensammlung des historischen Buddha zurückgeht.

27 Shunryu Suzuki: Zen-Geist. Anfänger-Geist. Bielefeld 2012.

28 Zitiert nach Tania Schlie: Wo Frauen ihre Bücher schreiben. München / Wien 2015.

29 Walter Benjamin: Das Passagen-Werk. Frankfurt/M. 1928–1929, 1934–1940.

30 Tom Hodgkinson: Anleitung zum Müßiggang. Frankfurt/M. 2013

31 Henry Miller: Henry Miller on Writing. New York 1964.

32 Thich Nhat Hanh: Das Wunder im Jetzt. Stuttgart 2017.

33 Thich Nhat Hanh: Das Wunder im Jetzt. Stuttgart 2017.

ANHANG

SACHREGISTER

PERSONENREGISTER

Literaturverzeichnis

Verwendete und weiterführende Literatur:

Bays, Jan Chozen: *Achtsam durch den Tag. 53 federleichte Übungen zur Schulung der Achtsamkeit.* Aus dem Amerikanischen Englisch übersetzt von Stephan Schuhmacher. Oberstdorf 2012.

Beck, Charlotte Yoko: *Zen im Alltag.* Aus dem Amerikanischen von Bettine Braun. München 1990.

Goldberg, Natalie: *The Great Spring. Writing, Zen, and this zigzag life.* Boulder, Colorado 2016.

Harrer, Michael E. / Weiss, Halko: *Wirkfaktoren der Achtsamkeit – wie sie die Psychotherapie verändern und bereichern.* Mit einem Geleitwort von Ulrich Clement. Stuttgart 2016.

Hodgkinson, Tom: *Anleitung zum Müßiggang.* Aus dem Englischen von Benjamin Schwarz. Frankfurt/M. 2013.

Kabat-Zinn, Jon: *Im Alltag Ruhe finden. Meditationen für ein gelassenes Leben.* Neuauflage, München 2015.

Moore, Dinty W.: *The Mindful Writer. Noble Truths of the Writing Life.* Boston, Massachusetts 2012.

Ott, Ulrich: *Meditation für Skeptiker. Ein Neurowissenschaftler erklärt den Weg zum Selbst.* München 2010.

Richard, Ursula: *Stille in der Stadt. Ein City-Guide für kurze Auszeiten und überraschende Begegnungen.* München 2011.

Schlie, Tania: *Wo Frauen ihre Bücher schreiben.* Mit einem Vorwort von Elke Heidenreich. 2. Auflage, München/Wien 2015.

Suzuki Shunryu: *Zen-Geist. Anfänger-Geist.* Bielefeld 2012.

Thich Nhat Hanh: *Das Wunder der Achtsamkeit.* Aus dem Englischen von Sylvia Wetzel. Neuauflage, Bielefeld 2001.

Thich Nhat Hanh: *Das Wunder im Jetzt.* Aus dem Englischen von Ursula Richard. München 2017.

Thich Nhat Hanh: *Zeiten der Achtsamkeit.* Herausgegeben von Judith Bossert und Adelheid Meutes-Wilsing. 3. Auflage, Freiburg/Basel/Wien 2010.

Weiss, Halko / Harrer, Michael E. / Dietz, Thomas: *Das Achtsamkeitsbuch. Grundlagen, Übungen, Anwendungen.* 4. Auflage, Stuttgart 2010.

Bibliografische Information der Deutschen Nationalbibliothek
Die Deutsche Nationalbibliothek verzeichnet diese Publikation in der Deutschen Nationalbibliografie; detaillierte bibliografische Daten sind im Internet über http://dnb.dnb.de abrufbar.

Bibliographisches Institut GmbH, Mecklenburgische Straße 53, 14197 Berlin

Redaktion Juliane von Laffert
Herstellung Maike Häßler
Illustrationen Schimmelpenninck.Gestaltung, Berlin, Mario Hamborg
Layout und Satz Schimmelpenninck.Gestaltung, Berlin
Umschlaggestaltung Schimmelpenninck.Gestaltung, Berlin
Druck und Bindung Heenemann GmbH & Co. KG,
Bessemerstraße 83-91, 12103 Berlin

Printed in Germany
ISBN 978-3-411-70557-3

www.duden.de